essentials

Essentials liefern aktuelles Wissen in konzentrierter Form. Die Essenz dessen, worauf es als „State-of-the-Art" in der gegenwärtigen Fachdiskussion oder in der Praxis ankommt. Essentials informieren schnell, unkompliziert und verständlich

- als Einführung in ein aktuelles Thema aus Ihrem Fachgebiet
- als Einstieg in ein für Sie noch unbekanntes Themenfeld
- als Einblick, um zum Thema mitreden zu können.

Die Bücher in elektronischer und gedruckter Form bringen das Expertenwissen von Springer-Fachautoren kompakt zur Darstellung. Sie sind besonders für die Nutzung als eBook auf Tablet-PCs, eBook-Readern und Smartphones geeignet.

Essentials: Wissensbausteine aus Wirtschaft und Gesellschaft, Medizin, Psychologie und Gesundheitsberufen, Technik und Naturwissenschaften. Von renommierten Autoren der Verlagsmarken Springer Gabler, Springer VS, Springer Medizin, Springer Spektrum, Springer Vieweg und Springer Psychologie.

Rolando Rossi

Repatriierung

Eine Einführung in internationale
Verlegungstransporte

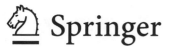 Springer

Dr. med. Rolando Rossi
Friedberg
Deutschland

ISSN 2197-6708   ISSN 2197-6716 (electronic)
ISBN 978-3-662-45181-6   ISBN 978-3-662-45182-3 (eBook)
DOI 10.1007/978-3-662-45182-3
Springer Heidelberg Dordrecht London New York

Die Deutsche Nationalbibliothek verzeichnet diese Publikation in der Deutschen Nationalbiblio-
grafie; detaillierte bibliografische Daten sind im Internet über http://dnb.d-nb.de abrufbar.

Gedruckt auf säurefreiem Papier

Springer ist Teil der Fachverlagsgruppe Springer Science+Business Media (www.springer.com)

Was Sie in diesem Essential finden können

- Das Wichtigste über die logistischen und medizinischen Erfordernisse sowie die Möglichkeiten und Grenzen der Repatriierungsmedizin.
- Welche Organisationskonzepte existieren für boden- und luftgebundene Repatriierungen?
- Welche Voraussetzungen erfordert die sachgerechte Abwicklung des Patiententransportes?
- Lesen Sie, wie eine funktionierende Arbeitsteilung bei der Repatriierung erfolgt.
- Lernen Sie den praktischen Ablauf der Überwachung und Behandlung während der Repatriierung kennen.
- Checklisten erleichtern die Vorbereitung und Durchführung von Repatriierungen.

Vorwort

Die zunehmend globalisierte Wirtschaft mit entsprechenden berufsbedingten, manchmal monatelangen Aufenthalten im Ausland und der weltweite Tourismus führen Menschen in zum Teil auch entlegene Gebiete der Erde. Dies hat immer häufiger zur Folge, dass sie fern der Heimat akut schwerwiegend erkranken oder einen Unfall mit ggf. lebensbedrohlichen Verletzungen erleiden. Die Betroffenen sind zunächst auf die medizinische Infrastruktur vor Ort angewiesen. Entspricht der medizinische Standard des Gastlandes im Wesentlichen den Erwartungen des Betroffenen, ist die Situation weniger dramatisch. Sind die Untersuchungs- und Behandlungsmöglichkeiten aber deutlich geringer als im Herkunftsland des Patienten, stellt sich meist schnell die Frage nach der Möglichkeit einer Repatriierung an ihren Wohnort im Heimatland, um dort die weitere Behandlung fortzusetzen.

Derartige Transporte können – abhängig von der Entfernung und der Verkehrsinfrastruktur – bodengebunden mittels Krankentransport oder Rettungswagen oder luftgebunden mittels Ambulanz- oder Linienflugzeug erfolgen. In jedem Fall erfordert eine solche Repatriierung besondere organisatorische, personelle und ausstattungstechnische Voraussetzungen, die sich in erheblichem Maße vom regulären Rettungsdienst unterscheiden. Dem tragen verschiedene Vorschriften, Regelungen und Empfehlungen, in jeweils unterschiedlicher Ausführlichkeit, in den beteiligten Nationen und Unternehmen Rechnung.

Diese oft logistisch und medizinisch anspruchsvollen Transporte erfordern das reibungs- und nahtlose Ineinandergreifen und Zusammenarbeiten einer Vielzahl von Institutionen und Personen. Ein positives Ergebnis lässt sich erfahrungsgemäß nur dann erzielen, wenn alle Beteiligten gut ausgebildet, stets aktuell informiert sind und verständnis- und respektvoll zusammenarbeiten.

Das vorliegende Essential zur Repatriierung bietet dem mit Patiententransporten befassten Personenkreis systematische und aktuelle Informationen, die bei der Vorbereitung und Durchführung solcher Einsätze hilfreich sind.

An erster Stelle danke ich meiner Frau Annemarie für die Freiräume zur Erstellung des Manuskripts sowie Frau Dr. Lerche vom Springer-Verlag für die kompetente Unterstützung bei der Publikation.

Herrieden   Dr. Rolando Rossi
September 2014

Inhaltsverzeichnis

Weltweit agierende Konzerne beschäftigen ihre Mitarbeiter häufig vorübergehend oder auch über längere Zeiträume im Ausland. Dabei werden diese oft von ihren Partnern und gelegentlich auch von Kindern begleitet. Daneben führt der in allen Erdteilen ausgebaute Tourismus ebenfalls viele Menschen mit zum Teil gravierenden Vorerkrankungen und Risikofaktoren in heimatferne Regionen, in denen sie akut erkranken können oder einen Unfall erleiden. Erste Ansätze für medizinisch indizierte Evakuierungen gab es im militärischen Bereich bereits vor 100 Jahren während des 1. Weltkriegs, als ein Soldat wegen einer schweren, vor Ort nicht weiter behandelbaren Verletzung aus Serbien ausgeflogen wurde. Über die größte diesbezügliche Erfahrung im zivilen Sektor heutzutage verfügt der 1928 gegründete Royal Flying Doctor Service of Australia, der auf Grund der besonderen geografischen Gegebenheiten dort täglich eine Vielzahl von Patiententransporten unterschiedlicher Dringlichkeit und Komplexität durchführt.

Fallbeispiel: Ambulanzflug mit Alarmstart

Ein 43-jähriger Bauingenieur ist mehrmals im Jahr jeweils für einige Wochen für sein Unternehmen in Westafrika tätig. Er hat keine wesentlichen Vorerkrankungen, nimmt keine Medikamente, ist normalgewichtig und Nichtraucher.

Während eines abendlichen Fußballspiels mit Kollegen klagt er über Brustschmerzen und kollabiert kurz darauf. Die Mitspieler bemühen sich um ihn, bis nach ca. 20 min eine Ambulanz eintrifft und Wiederbelebungsmaßnahmen (BLS) begonnen werden. Der Mann wird unter Herzdruckmassage und Mas-

© Springer-Verlag Berlin Heidelberg 2015
R. Rossi, *Repatriierung*, essentials, DOI 10.1007/978-3-662-45182-3_1

kenbeatmung in die lokale Klinik gebracht, wo er endotracheal intubiert und maschinell beatmet wird.

Nach vielfachen Epinephrin-Gaben und Defibrillationen lässt sich ein Spontankreislauf erreichen. Wegen massiver ST-Hebungen wird die Diagnose eines akuten Hinterwandinfarktes gestellt und es wird eine Thrombolyse mit Streptokinase durchgeführt. Der Patient ist unter der eingeleiteten Therapie (u. a. Dopamin, Lidocain) weder kreislauf- noch rhythmusstabil. Ein Herzkatheterlabor steht nicht zur Verfügung. Die Angehörigen bitten um eine notfallmäßigen Transport ins Heimatland.

Der Assistancemediziner des Kostenträgers, des Versicherers des Patienten, stellt die Indikation für eine schnellstmögliche Evakuierung mit Ambulanzjet, einen so genannten Alarmstart, wegen „Unterversorgung". Die Maschine startet ca. zweieinhalb Stunden später und trifft nach weiteren sechs Stunden in Westafrika ein. Die „Medcrew" (das medizinische Begleitpersonal) begibt sich unmittelbar zum Patienten, leitet mit Hilfe des mitgebrachten Equipments eine komplexe Kreislauftherapie ein und optimiert die Beatmungssituation mit Hilfe des transportablen Intensivventilators. Unter kontinuierlichem invasivem Monitoring wird der Patient zum Flughafen gebracht und ausgeflogen. Der mehrstündige Flug und der anschließend notwendige zweite Ambulanztransport direkt ins Katheterlabor einer wohnortnahen Klinik der Maximalversorgung verlaufen ohne zwischenzeitliche gravierende Komplikationen. Der Patient wird sofort dilatiert und erhält mehrere Koronar-Stents. Der weitere intensivmedizinische Verlauf ist von vielfachen Komplikationen überschattet und endet letztlich letal.

Akute Erkrankungen und Verletzungen erzeugen einen akuten Bedarf an medizinischen Untersuchungs- und Behandlungskapazitäten, der kurzfristig nur durch die vor Ort gegebenen Einrichtungen bereitgestellt werden kann. Dabei bestehen meist, vor allem in der Anfangsphase, allseits Informationslücken, sei es weil Befunde noch nicht (vollständig) erhoben sind, vor allem aber weil sie nicht für alle Beteiligten stets aktuell zur Verfügung stehen. Daraus erwachsen Unsicherheit und Unruhe, die nur allzu verständlich sind, die aber auf jeder Ebene bestmöglich beseitigt oder zumindest minimiert werden müssen.

Im Zentrum der Problematik steht der hohe zeitliche Druck, der von allen Seiten empfunden und teilweise auch (unbewusst) akzentuiert wird. Handelt es sich um eher banale medizinische Probleme, können diese typischerweise lokal abgedeckt werden. Ein Verlegungstransport ist dann nicht vordringlich. Anders stellt sich die Situation aber dar, wenn es sich um (vermeintlich) schwerwiegende Erkrankungen handelt. Hier drängen die Patienten oder deren Angehörige schnell auf eine

Rückholung ins Heimatland. Neben Verständigungsschwierigkeiten durch fehlende Sprachkenntnisse, sind es – subjektiv empfundene – Unterschiede in der Mentalität der Menschen, deren Gewohnheiten und den regionalen (medizinischen) Gegebenheiten, welche die Betroffenen beunruhigen. Ganz im Vordergrund stehen dabei Probleme bei der Kommunikation mit den „fremden" behandelnden Ärzten und dem Pflegepersonal. Hier führen Unterschiede zwischen den Erwartungen der Patienten aus Ländern mit hoch entwickelter medizinischer Infrastruktur und den lokal gegebenen Möglichkeiten häufig zu einem schwer behebbaren Misstrauen bzw. zur Ablehnung einer weiteren Behandlung, selbst wenn diese vor Ort möglich wäre.

Ein weiterer Aspekt ist die finanzielle bzw. versicherungstechnische Situation. Während Krankenversicherungen weltweit meist nur die im eigenen Land anfallenden Kosten der Diagnostik und Therapie ersetzen, springt bei einem Behandlungsbedarf im Ausland eine ggf. abgeschlossene Reiseunfallversicherung ein. Naturgemäß ist diese Versicherung in einem solchen Schadensfall daran interessiert, den Patienten möglichst schnell wieder in seine Heimat zu bringen und die Behandlung dort zu Lasten der regulären Krankenversicherung erfolgen zu lassen, um ihre eigenen Kosten gering zu halten. Demzufolge liegt es überwiegend im gemeinsamen Interesse aller Beteiligten, die Repatriierung möglichst bald durchzuführen.

All dies führt zu einem Druck, die Vorbereitung und Durchführung des Transports möglichst sofort zu beginnen. Dem stehen die logistischen Anforderungen, wie die Vorbereitung des Rettungsmittels und die Bereitstellung des Personals, entgegen. In diesem Zusammenhang ist der Wunsch der medizinischen Crew wichtig, möglichst vollständig über den Zustand des Patienten informiert zu sein, um böse Überraschungen vor Ort zu vermeiden, die einen sofortigen Transport gefährden oder unmöglich machen können bzw. eine u. U. umfassende Vorbehandlung des Patienten vor Transportantritt notwendig machen.

So finden Repatriierungen immer in einem gewissen Spannungsfeld unterschiedlicher Blickwinkel und Prioritäten statt. Ein sicherer Transport stellt deshalb hohe Anforderungen an die Systematik und Vollständigkeit aller planerischen und logistischen Maßnahmen vor und während des Einsatzes, um das medizinische Risiko für den Patienten möglichst gering zu halten. Im Folgenden werden die wesentlichen Aspekte bei der Vorbereitung und Durchführung von Repatriierungstransporten dargestellt.

Grundlagen der Repatriierung 2

2.1 Definitionen

Unter Repatriierung (re, lat. zurück; patria, lat. Heimat) versteht man die Rückholung eines Patienten mit einer akuten Erkrankung oder Verletzung aus dem Ausland. Diese kann auf dem Straßen- oder Luftweg erfolgen. Meist muss anschließend eine weitere Diagnostik und/oder Therapie im Heimatland durchgeführt werden. Repatriierung stellt eine Dienstleistung außerhalb des Rettungsdienstes dar und wird deshalb nicht von den diesbezüglichen Gesetzen und Regelungen, z. B. deren Finanzierung, abgedeckt.

Ein bodengebundener Rückholdienst führt eine Verlegung in ein heimatnahes Krankenhaus bzw. einen Heimtransport durch. Die meist stabilen Patienten können unter Betreuung durch einen Rettungsassistenten/-sanitäter im Krankentransportwagen (KTW) sitzen oder liegen. Repatriierungen aus dem weiter entfernten Ausland werden typischerweise mit Flächenflugzeugen (Linienmaschinen oder Ambulanzflugzeugen) durchgeführt. Hierzu sind ebenfalls KTW- und RTW -(Rettungswagen)Transporte, ggf. auch mit Notarztbegleitung, und ausnahmsweise auch Hubschrauber als Zubringer bzw. Abholer zum bzw. vom Flughafen erforderlich.

Unter dem engeren Begriff Repatriierungsmedizin werden alle medizinischen Maßnahmen zur Vorbereitung und Durchführung von derartigen „Verlegungstransporten" zusammengefasst. Sie ist Teil der so genannten Assistancemedizin, die sich mit der individuellen Betreuung von Kranken und Verletzten auf Reisen befasst. Hier werden vorrangig die Versorgungsmöglichkeiten vor Ort geprüft und ggf. optimiert. Bei Bedarf werden die notwendigen organisatorischen und logistischen Maßnahmen für eine weitere erforderliche Diagnostik und Therapie an anderem

© Springer-Verlag Berlin Heidelberg 2015
R. Rossi, *Repatriierung*, essentials, DOI 10.1007/978-3-662-45182-3_2

Ort (z. B. im Heimatland des Betroffenen) initiiert und durchgeführt. Typisches Beispiel für dieses Aufgabengebiet ist in Deutschland der ADAC bzw. die REGA in der Schweiz, aber auch große Assekuranzen, die Reiseunfallversicherungen anbieten. Diese wiederum beauftragen professionelle Unternehmen wie die Flight Ambulance International (FAI) mit der Planung und praktischen Durchführung des Patiententransports. Damit decken die Repatriierungs- und die Assistancemedizin jeweils Teilaspekte der umfassenderen Reisemedizin ab, die sich zum Beispiel zusätzlich mit vorbeugenden Maßnahmen wie Impfungen befasst.

2.2 Indikationen

Die häufigsten Anlässe für den Transport eines Patienten aus einem heimatfernen Krankenhaus in die nähere Umgebung seines Wohnortes sind medizinisch begründet. Typischerweise ist die Diagnostik und/oder die Therapie am aktuellen Aufenthaltsort unzureichend (Unterversorgung). Ausgangspunkt dieser Feststellung sind zumeist die Vereinbarungen in den Geschäftsbedingungen einer bestehenden Reiseunfallversicherung. Hier ist festgelegt, dass der Versicherungsnehmer Anspruch auf einen Behandlungsstandard hat, der dem seines Heimatlandes entspricht. Dies ist häufig in dem aktuellen Aufenthaltsland des Patienten nicht gegeben, sodass der Versicherungsnehmer neben einer (Erst -)Behandlung mit den lokal vorhandenen Mitteln Anspruch auf einen Transport an einen adäquaten Behandlungsort z. B. in seinem Heimatland hat. Gegebenenfalls kann sogar, wenn es medizinisch erforderlich erscheint, noch eine vorübergehende Behandlung an einem weiteren, aktuell leichter zu erreichenden Ort z. B. innerhalb des Behandlungslandes oder in dessen Nähe zwischengeschaltet werden.

Ein weiterer häufig zum Tragen kommender Punkt ist die soziale Indikation eines Rücktransportes. Entscheidend hierfür ist der Wunsch des Patienten bzw. seiner Angehörigen, wenn z. B. durch Sprachprobleme oder fehlendes Vertrauen in die aktuelle lokale Behandlung eine Verlegung gewünscht wird. Bestimmend sind hier die Unzufriedenheit mit der regionalen Ernährung, dem Klima oder den herrschenden, oft einfachen Hygienestandards und den Gegebenheiten der Pflege, die zur Folge haben, dass der Patient weitgehend auf die Versorgung durch Angehörige angewiesen ist. Dabei sind Schädigungen durch die psychische Traumatisierung nach einer akuten Erkrankung oder Verletzung, zumal in fremder Umgebung, im Auge zu behalten. Nicht unerwähnt bleiben sollen zudem politische und militärische Gegebenheiten, die ggf. die Sicherheit des Patienten gefährden könnten. In diesem Zusammenhang sei auch auf die Gefährdungsmöglichkeit für das medizinische Personal bzw. die Flight Crew in akuten Krisengebieten hingewiesen, aus denen die Repatriierung erfolgen soll. Hierzu können der Internet-Plattform des Auswärtigen Amtes der Bundesregierung (www.auswaertigesamt.de) aktuelle Empfehlungen entnommen werden.

Die Indikation einer Repatriierung zu prüfen und zu beurteilen ist Aufgabe der Assistancemediziner. Diese können z. B. hauptberuflich unmittelbar bei den Versicherungsunternehmen tätig sein oder fallweise, z. B. auf der Basis ihrer Fremdsprachenkenntnisse, in die Abwicklung des Falls eingeschaltet werden.

Zentrale Inhalte der medizinischen Abklärung, idealerweise durch ein Gespräch zwischen dem Assistancemediziner und dem behandelnden Arzt vor Ort, sind die Klärung der Hauptdiagnose und des sich daraus ergebenden Verlegungsgrundes. Die Angaben zur Anamnese und dem bisherigen Verlauf erbringen die notwendigen Informationen zur Indikationsstellung der Repatriierung und der grundsätzlichen Planung. Indem der aktuelle Zustand erörtert wird (Bewusstseinslage, Atem- und Kreislauffunktion, Fieber, Untersuchungsbefunde etc.) und die aktuelle Therapie (Analgesie/Sedierung, Beatmung, Vasopressoren, Organersatzverfahren etc.), das erforderliche Monitoring und sonstige Besonderheiten besprochen werden, ergibt sich das Bild über die aktuelle Transportfähigkeit und die dabei gegebene mutmaßliche Dringlichkeit einer Repatriierung.

Nicht unerwähnt bleiben sollen auch vorgegebene oder tatsächliche Argumente, die einer Repatriierung entgegenstehen könnten. Sie können etwa im Selbstverständnis der Ärzte und Pflegekräfte im Aufenthaltsland des Patienten liegen, die sich (un-)berechtigterweise als kompetent in der Behandlung des Patienten sehen. Auch elementare wirtschaftliche Interessen des behandelnden Krankenhauses und der dort tätigen Ärzte, für die nach Eintreffen der Kostenübernahmeerklärung der ausländischen Versicherung ein Patient aus einem wohlhabenden Land eine willkommene Einnahmequelle darstellt. Umgekehrt kann die Notwendigkeit einer Verlegung auch als dringlicher dargelegt werden, als dies tatsächlich der Fall sein mag, wenn die Behandelnden auf einen Transport aus dem Land drängen, aus welchen finanziellen, organisatorischen, spezifischen lokal bedingten Gründen auch immer.

2.3 Transportmittel

Bestimmende Kriterien zur Auswahl des Transportmittels sind der aktuelle Zustand des Patienten, die laufende Therapie, das erforderliche kontinuierliche Monitoring und das Risiko, ein Transporttrauma zu erleiden. Dieses besteht in mechanischen Belastungen bei aktiven und passiven Umlagerungen, Bewegungen, Erschütterungen oder Stress durch Schmerzen. Für die kardiopulmonale Situation noch problematischer sind vor allem Diskonnektionen des Beatmungsschlauches, aber auch Therapieunterbrechungen und/oder Fehldosierungen z. B. von Vasopressoren oder andere passager unbemerkt (also unkorrigiert) bleibende Komplikationen wie hyper- oder hypotensiven Phasen z. B. bei zerebralen Ereignissen. Andere Traumata sind bei der Repatriierung einwirkende äußere Einflüsse wie Temperaturschwankungen, erforderlich werdende Eigenleistungen (Laufen, Ein- und Aussteigen etc.) des Patienten beim Transfer vom aktuellen Aufenthaltsort zum Flughafen bzw. am Zielort bis zum Heimatkrankenhaus.

Weitere Gesichtspunkte bei der Wahl des Transportmittels sind die Transportzeit, der notwendige Transportaufwand, die Verfügbarkeit von alternativen Rettungsmitteln und letztlich auch die für die Repatriierung insgesamt entstehenden Kosten.

Grundsätzlich kommen sowohl bodengebundene als auch der Lufttransport, ggf. auch Kombinationen in Betracht. Bodengebunden werden z. B. Strecken unter 500 km innerhalb Mitteleuropas meist mittels KTW bzw. RTW überbrückt. Der Lufttransport bietet sich vor allem bei dringenden Transfers über größere Entfernung mittels Linienflugzeug (Stretcher/PTC) und Ambulanzflugzeug an.

Fallbeispiel: Repatriierung mit Linienflug

Eine 68-jährige Frau stürzt während eines Aufenthaltes auf der Kanareninsel La Gomera und zieht sich am rechten Arm eine eingestauchte Humerusfraktur zu. In einer regionalen medizinischen Einrichtung wird sie mit einem Gilchrist-Verband versorgt. Mit den verordneten Schmerzmitteln (Opioid plus NSAID inkl. Magenschutz) sind die Beschwerden erträglich. Sie hat keine gravierenden Vorerkrankungen, nimmt dementsprechend keine Medikamente außer Homöopathika zur Besserung verschiedener allergischer Dispositionen. Seit der Wechseloperation einer Kniegelenksprothese vor mehreren Jahren ist sie bei Gehstrecken über einige wenige Schritte in der Wohnung hinaus auf einen Rollator angewiesen, was sie angesichts der jetzt eingetretenen Fraktur gravierend in ihrer Mobilisierbarkeit einschränkt. Da sie Verständigungsschwierigkeiten und mangelndes Zutrauen zur medizinischen Versorgung am Urlaubsort hat, wünscht die Patientin eine ggf. notwendige Operation im Heimatland. Sie hat für derartige Ereignisse (nach der wenig geglückten Behandlung ihres Knies) bewusst eine Auslandsreiseversicherung abgeschlossen, die ihr im Krankheitsfall eine Repatriierung gewährleistet.

La Gomera besitzt nur einen kleinen Regionalflughafen für den innerkanarischen Luftverkehr. Schneller und einfacher für An- und Abreise ist die Anbindung an den Süden der Nachbarinsel Teneriffa mit der Fähre und an den dortigen internationalen Flughafen Teneriffa Süd mit einer Vielzahl täglicher Verbindungen in alle europäischen Länder.

Die Patientin ist ausreichend erstversorgt und kann unter Analgetika ggf. auch mehrere Stunden sitzen. Es wird die Indikation für einen Transport mit einem Linienflugzeug in medizinischer Begleitung gestellt. Die Servicezentrale der Versicherung beauftragt ein lokales Ambulanzunternehmen mit dem Antransport der Patientin von La Gomera zum Flughafen Teneriffa Süd. Sie wird entsprechend zeitgerecht für eine Ankunft am Flughafen zwei Stunden vor dem geplanten Take-off der Linienmaschine in ihrem Hotel abgeholt. Für den Transfer vom Flughafen am Zielort bis in die gewünschte unfallchirurgische Klinik dort wird ebenfalls ein KTW-Transport (mit Ankunft dort eine Stunde vor geplanter Landung) bestellt.

Bei der Fluggesellschaft bucht man für den Flug drei nebeneinander liegende Sitze (zwei Passagiere, dazu ein dazwischen befindlicher Extrasitz für eine verbesserte Sitzposition der Patientin im Verband). Sie befinden sich wegen der Fraktur am rechten Arm auf der linken Seite der Maschine. Zudem wird Assistenzpersonal einschließlich eines Rollstuhls (WCHS) für den Transfer im Terminal vom Schalter bis zum Gate bereit gestellt.

Der medizinische Begleiter reist am Transporttag mit dem gleichen Flugzeug an („Umdreher"). Damit steht vor Ort nur etwa eine Dreiviertelstunde für die Übernahme der Patientin und deren Transfer in das Flugzeug zur Verfügung. Um Probleme zu vermeiden, wie eine Fehlleitung des Gepäcks, gibt der Begleiter kein Gepäckstück auf, sondern führt seine gesamte Ausstattung auf dem Hinflug in der Kabine mit, damit dies unmittelbar bei Erstkontakt und bei Bedarf im Flughafen bzw. auf dem Flug zur Verfügung steht.

Die Ambulanzbesatzung kontaktiert unmittelbar nach Ankunft am Flughafen die Mitarbeiter der Fluglinie am Abflugschalter, checkt das Gepäck der Patientin einschließlich des Rollators ein und übernimmt den bereitstehenden Rollstuhl. Der medizinische Begleiter erhält eine kurze Übergabe im Ambulanzfahrzeug, erhebt die wesentlichen Vitalparameter und sichtet die medizinischen Unterlagen. Er vergewissert sich, dass alle Reisedokumente (Ticket, Gepäcktags) und persönlichen Gegenstände der Patientin vorhanden sind und begleitet sie mit Unterstützung des Bodenpersonals zum Gate bzw. in das Flugzeug.

Nach komplikationslosem Flug wird die Patientin für die letzte Etappe der Repatriierung der KTW-Besatzung am Arrival-Treffpunkt übergeben. Der medizinische Begleiter reist dann mit dem Flugzeug an seinen Heimatort zurück.

2.4   Rechtliche Aspekte

Bei Patiententransporten auf nationaler und internationaler Ebene sind sowohl von Seiten der Auftrag gebenden als auch der durchführenden Unternehmen vielfältige rechtliche Vorschriften zu beachten. Beispielhaft genannt seien hier die in Deutschland geltenden straf- und zivilhaftungsrechtlich relevanten Gesetzesregelungen im Bürgerlichen Gesetzbuch (BGB), dem Strafgesetzbuch (StGB), vor allem aber die vielfältigen Vorschriften im Medizinproduktegesetz (MPG), der Medizinprodukte-Betreiberverordnung (MPBetreibV) und der Spezialgesetze (z. B. Berufsordnung Ärzte, Rettungsassistenten-/Notfallsanitätergesetz, Arbeitszeitgesetz, Straßenverkehrsordnung, Luftordnung JAR-OPS 3-, Betäubungsmittelgesetz, DIN/EN Normen etc.).

Haftungsrechtlich für Unternehmen und Mitarbeiter u. U. bedeutsam sind einschlägige Vorwürfe wie Organisationsverschulden bzw. Übernahmeverschulden sowie Körperverletzung respektive vorsätzliche oder (grob) fahrlässige Tötung. Hier kann nicht auf alle juristisch ggf. relevanten Aspekte eingegangen werden. Es sei nur kurz die rechtliche Stellung des transportbegleitenden Arztes skizziert. Vorrangig wichtig ist, ob die Durchführung als Notarzt im Rahmen eines regulären Rettungsdienstes (als Zubringer, vor allem aber als Abholer) als hoheitliche Aufgabe mit Amtshaftung (persönliche Haftung nur bei grober Fahrlässigkeit und Vorsatz) oder z. B. als freiberuflicher Arzt in privatrechtlichem Arbeitsverhältnis mit umfassender persönlicher straf- und zivilrechtlicher Haftung erfolgt. Es ist Letzterem dringend zu empfehlen, dies mit dem Auftraggeber detailliert im Voraus zu klären und ggf. seinen Haft- und Unfallversicherungsschutz entsprechend anzupassen.

Die Aufgaben und damit die Verantwortung des transportbegleitenden Arztes bestehen vor allem darin, die örtlich bestmögliche Stabilisierung des Patienten vor Transportbeginn zu erreichen. Dies ist regelhaft Aufgabe der abgebenden, d. h. noch behandelnden Klinik. Der transportbegleitende Arzt ist gegenüber dem abgebenden/aufnehmenden Krankenhaus bzw. deren Mitarbeitern nicht weisungsbefugt. Deshalb sollte stets versucht werden, in kollegialer Zusammenarbeit mit den ärztlichen Kollegen das bestmögliche Ergebnis zu erzielen. Der transportbegleitende Arzt ist ab Übernahme bis zum Übergabezeitpunkt medizinisch verantwortlich. Er muss seine Maßnahmen an dem aktuellen wissenschaftlichen Standard ausrichten und den äußeren Umständen anpassen.

Wenn für den Patienten eine Aussicht besteht, den Transport zu überleben und in der aufnehmenden Klinik durch erweiterte Behandlungsoptionen eine Besserung seiner Situation zu erreichen, ist der Transport auch dann durchzuführen, wenn dies mit vielfältigen Risiken behaftet ist. Die juristische Beurteilung eines u. U. letalen Verlaufs wird ggf. aus dem beim Antritt der Repatriierung bestehenden Status heraus („ex ante") erfolgen, auch wenn im Nachhinein eventuell zu diesem Zeitpunkt verborgen gebliebene Umstände erst später („ex post") eine Neubeurteilung ermöglichen. Hieraus wird deutlich, wie wichtig eine genaue und detaillierte Dokumentation aller Befunde und Informationen ist – und dies in jeder vom Flugarzt verantworteten Phase insbesondere bei „kritischen Patienten".

Bei Verweigerung des Transports kann es dagegen u. U. zur Anklage wegen unterlassener Hilfeleistung bzw. Arbeitsverweigerung kommen. Die Ablehnung eines Transports aus medizinischen Gründen muss wohlbegründet sein, sie muss kommuniziert und dokumentiert werden.

Die Aufklärungspflicht über Ablauf und Risiken des Transports gegenüber dem Patienten entspricht den üblichen Vorgaben des „Informed consent" und sollte vor allem bei Patienten in akut lebensbedrohlichen Situationen auf einem Standardformular schriftlich erfolgen.

Der transportbegleitende Arzt ist gegenüber dem Assistenzpersonal in medizinischen Belangen weisungsbefugt, mit Anordnungsverantwortung und Überwachungspflicht bei der Durchführung der Maßnahmen. Umgekehrt verantwortet das Assistenzpersonal die pflegerischen Maßnahmen z. B. bezüglich der Lagerung (Dekubitus-Status bei Übernahme, diesbezügliche Maßnahmen unterwegs).

Zentrale Elemente der ärztlichen bzw. pflegerischen Einsatzdokumentation zur Sicherstellung der Informationskette und der Verantwortlichkeiten sind,

- den medizinischen Übernahmestatus zu erfassen und
- den Transportverlauf zu protokollieren inkl. aller Veränderungen der Vitalparameter, eventueller Komplikationen, der durchgeführten Maßnahmen und des abschließenden Übergabestatus sowie der übernehmenden Einrichtung (inkl. Aufnahmearzt) (Tab. 2.1).

Tab. 2.1 Typische Angaben in einem Einsatzprotokoll

Einsatzdaten	– Zeitpunkte: Einsatzbeginn, Übernahme Patient, Transportbeginn/-ende, Übergabe – Patient, Einsatzende
Einsatzteam	Ärztin/Arzt, Assistenz
Patientendaten	Name, Vorname, Geburtsdatum, Geschlecht, Gewicht
Patientenstatus (bei Übernahme/Übergabe)	– Aktuelle Anamnese/Diagnose(n), Nebendiagnosen, relevante Vorerkrankungen, NACA – Bewusstseinslage (GCS/)Neurostatus, Atmung/Beatmung (Modus, Parameter), Kreislauf (Medikation), Katheter, Lagerungsmaßnahmen – Befunde: Bildgebende Verfahren, Laborwerte
Protokollierung	– Vitalparameter – Medikamente – (Invasive) Maßnahmen – Zustandsveränderungen während des Transports

Organisationskonzepte in der Repatriierung

3

3.1 Transport ohne Arztbegleitung

Grundsätzlich ist zu entscheiden, ob der Transport durch Assistenzpersonal alleine, z. B. in einem Kranken- oder Rettungswagen bzw. als sog. Stretcher in einem hierfür gerüsteten Linienflugzeug oder einem Ambulanzflugzeug durchgeführt werden kann, oder ob eine Arztbegleitung für die Abholung und den Transport sowie die Anlieferung ans weiterbehandelnde Krankenhaus („Bed-to-bed") erforderlich ist. Auf eine ärztliche Begleitung wird man regelmäßig verzichten können, wenn keine speziellen Interventionen und keine Indikationen zum Einsatz von Notfallmedikamenten zu erwarten sind.

Fallbeispiel: Bodengebundener Verlegungstransport

Ein knapp 6-jähriger Junge erkrankt im Verlauf eines Skiurlaubs in den Dolomiten an hohem Fieber. Nach kurzem Aufenthalt in einem kleinen Krankenhaus wird er in die Abteilung Pädiatrie des Krankenhauses in Bozen verlegt. Dort wird eine Lobärpneumonie diagnostiziert und neben einer Allgemeinbehandlung eine kalkulierte Antibiose begonnen.

Nach dreitägiger Behandlung ist eine deutliche Besserung eingetreten und der Junge soll auf dringenden Wunsch der Eltern hin, die aufgrund des Schulferienendes der Geschwister heimkehren wollen, in ein heimatnahes geeignetes Krankenhaus in Niederbayern verlegt werden. Hierzu soll im Rahmen der Familienmitgliedschaft bei einem Automobilclub eine Repatriierung in Anspruch genommen werden.

© Springer-Verlag Berlin Heidelberg 2015
R. Rossi, *Repatriierung*, essentials, DOI 10.1007/978-3-662-45182-3_3

Aufgrund der schlechten Witterungsbedingungen auf dem ohnehin schwierig anzufliegenden Flughafen in Bozen und der großen Entfernung der Zielklinik zum nächsten geeigneten Zivilflughafen scheidet ein Lufttransport primär aus. Deshalb werden nach der Bestätigung der Transportfähigkeit durch die behandelnden Ärzte für die ca. 400 km lange Strecke zum Wohnort Angebote von lokalen bzw. am Zielort ansässigen Ambulanzunternehmen eingeholt. Daneben wird ein Bett in dem ins Auge gefassten Krankenhaus bestellt.

Am sechsten Tag nach Einlieferung in die Bozener Pädiatrie wird das Kind von einem Langstreckentransport-KTW zusammen mit der Mutter abgeholt und problemlos nach Niederbayern transportiert.

Typische Krankheitsbilder, die ohne Arztbegleitung repatriiert werden können, sind ein Zustand nach einfachem Krampfanfall, ein stabiler Zustand nach einem Schlaganfall, ein mittels PCI behandelter STEMI oder NSTEMI, der über 24 h vollkommen stabil und symptomlos ist, oder auch ein Patient, bei dem nach einem leichten Schädel-Hirn-Trauma der GCS stets bei 14–15 lag.

Weitere typische Kriterien sind das Fehlen einer Vigilanzstörung (ohne/mit Medikamenten) und keine (stärkeren) Schmerzen. Der Patient muss eine suffiziente Spontanatmung ($SpO_2 > 90\%$ ohne O_2-Gabe) haben und selbstständig und ohne Hilfsmittel die Atemwege freihalten. Er muss ohne Vasopressoren bzw. ohne passageren Herzschrittmacher kreislaufstabil sein und darf keine anhaltende bzw. schwere Blutung aufweisen.

3.2   Transport mit Arztbegleitung

Eine typische Indikation für eine Arztbegleitung der Repatriierung ist das Vorliegen einer vitalen Bedrohung (NACA$\geq$4), eine akute Bewusstseinsstörung (GCS$\leq$13) oder eine ausgeprägte Atemstörung (AF < 10 bzw. > 25/min) oder instabile Atmung mit einem $SpO_2 < 93\%$ trotz O_2-Gabe. Darüber hinaus ist jede ausgeprägte Kreislaufstörung z. B. mit einer HF < 50 bzw. > 130/min oder ein instabiler Kreislauf mit RRsys < 100 bzw > 160 mmHg, mit oder ohne Vasopressoren/Inotropika-Einsatz zu nennen. Eine Indikation besteht auch bei Mehrfachverletzten oder Patienten mit Polytrauma, wenn sie nicht ohnehin durch eine der oben beschriebenen Störungen der Vitalfunktionen eines Notarztes bedürfen. Auch jeder weitere Patient mit möglicherweise besonderem Behandlungsaufwand und ggf. erforderlich werdendem Medikamenteneinsatz muss unter Arztbegleitung transportiert werden, damit jederzeit kurzfristig adäquat eingegriffen werden kann.

3.3 Indikation luftgebundener Transport

Typische Indikationen für luftgebundene Transporte sind äußere Umstände, bei denen ein bodengebundener Transport nicht ausreichend zeitnah verfügbar bzw. durchführbar ist. Am häufigsten wird der Luftweg gewählt, weil das Leistungsprofil des Lufttransports logistische und/oder medizinische Vorteile und relevant bessere und/oder schnellere Transportmöglichkeiten bietet.

3.4 Personal

Ein zentraler Punkt bei der Sicherung einer ausreichenden Qualität der Versorgung ist die Qualifikation und Erfahrung des eingesetzten Personals in der Planung und Durchführung von Repatriierungen. Für den Bereich der Repatriierungsmedizin gibt es keine festgeschriebenen Anforderungen an das eingesetzte ärztliche bzw. nichtärztliche Personal. So ist generell davon auszugehen, dass die ärztlich Approbation bzw. die Qualifikation Rettungsassistent/Notfallsanitäter grundsätzlich ausreichen, um Nicht-Intensivpatienten zu begleiten. Handelt es ich dagegen um Patienten, bei denen sich kurzfristig eine vitale Bedrohung entwickeln kann, wird die Zusatzqualifikation Notfallmedizin erforderlich sein und ggf. ist auch eine entsprechende Ausrüstung mitzuführen. Gerade bei interkontinentalen Transfers mit entsprechend langen zu überbrückenden Zeiträumen, u. U. bis zu einer außerplanmäßigen Landung, gelten die Anforderungen und Empfehlungen der Deutschen Interdisziplinären Vereinigung für Intensiv- und Notfallmedizin (DIVI) für den Intensivtransport. Dort ist für Ärzte neben einer dreijährigen klinischen Weiterbildung in einem Fachgebiet mit intensivmedizinischen Versorgungsaufgaben als Grundvoraussetzung eine zusätzliche 6-monatige Vollzeittätigkeit auf einer Intensivstation gefordert, dazu die Qualifikation für den Einsatz als Notarzt im Rettungsdienst einschließlich einer mindestens einjährigen Erfahrung und regelmäßiger aktueller Einsatztätigkeit.

Zur spezifischen Tätigkeit bei der Verlegung von Intensivpatienten ist die durch ein Abschlussgespräch dokumentierte erfolgreiche Absolvierung eines 20-stündigen „Spezialkurses Intensivtransport" erforderlich.

Analog werden für das Assistenzpersonal der Besitz der Berufsbezeichnung Rettungsassistent (zukünftig vorauss. Notfallsanitäter) und eine mindestens dreijährige Tätigkeit im Rettungsdienst in Vollzeitform, eine mindestens 14-tägige Hospitation auf einer Intensivstation innerhalb der letzten 18 Monate sowie der erfolgreiche Besuch eines „Intensivtransportkurses für Rettungsdienstpersonal" gefordert.

Sind weltweite Einsätze möglich bzw. geplant, sollte aus organisatorisch-logistischen Gründen ein zweiter Reisepass beantragt werden, zum einen um jederzeit einsatzbereit zu sein, also auch in der Phase, in der ein Reisepass zur Erlangung eines Visums noch nicht vorliegt, zum anderen um einen „sauberen" Reisepass für Reisen nach Israel, USA etc. zur Verfügung zu haben, der frei ist von Stempeln z. B. aus arabischen Ländern. Für unterwegs (getrennt von den Originalen aufbewahrt) und zum Verbleib zu Hause sollten Kopien von Reisepässen, Arztausweis, Impfnachweisen, Dauervisa und Crew- bzw. Flughafenausweis angefertigt werden.

Stets griffbereit sollte eine Liste mit Telefonnummern und E-Mail-Adressen der wichtigsten Ansprechpartner wie der Dispositionszentrale, des medizinischen Direktors sowie der leitenden Pflegekraft bzw. des Rettungsassistenten und des Hygienebeauftragten der Organisation sein.

Insbesondere für Einsätze bei weltweiten Repatriierungen ist es unerlässlich, den persönlichen Impfschutz zu überprüfen. So wird in vielen Ländern eine Gelbfieberimpfung verlangt, die nur in besonderen Impfstellen zu erhalten ist. Wenn auch der Aufenthalt in fremden Ländern bei Repatriierungen meist relativ kurz ist, müssen doch die allgemeinen Impfempfehlungen beachtet werden. Hierzu gehören die Standardimpfungen entsprechend dem aktuellen Impfkalender der STIKO. Dies ist insbesondere die (rechtzeitige) Impfung gegen Diphtherie, Pertussis, Tetanus, Haemophilus influenzae Typ B, Poliomyelitis, Hepatitis A und B, Pneumokokken, Meningokokken, Masern, Mumps, Röteln und Varizellen. Über zusätzliche so genannte Indikationsimpfungen, z. B. gegen Typhus, Tollwut, Meningokokken-Krankheit, FSME, Japanische Enzephalitis bzw. eine Malaria-Prophylaxe, ist im Einzelfall zu entscheiden. Hierzu sollte der Impfschutz etwa einmal jährlich entsprechend den gültigen Empfehlungen des Robert Koch-Instituts (http://www. stiko.de) aktualisiert werden.

3.5 Rettungsmittel in Deutschland und Europa

Die Mindestanforderungen für die eingesetzten Rettungsmittel ergeben sich aus den europaweit gültigen Vorgaben. So gilt für Rettungsdienstfahrzeuge (RTW, NAW) die DIN EN 1789, für Patiententransportmittel Luft, Wasser, schwieriges Gelände sind es die DIN 13718 inkl. Anhang A und B/Teil 2 (früher DIN 13320), für HEMS (=RTH), HICAMS (=ITH), FWAA (=Ambulanzflugzeuge) und für Linienflugzeuge die DIN 13 230–6. Für die Ausstattung eines ITW gelten die DIN 75076, ergänzend zu DIN EN 1789 für Intensivtransporthubschrauber (ITH) die DIN 13230.

3.6   Patient Transport Compartment (PTC)

Eine Weiterentwicklung des Stretchers zur Repatriierung von Intensivpatienten stellt das Patient Transport Compartment (PTC) der Deutschen Lufthansa dar. In jeweils einige Flugzeuge deren Flotte vom Typ Boeing 747 bzw. Airbus A330, A340 (und zukünftig A380) kann diese Einheit von ca. 6 m^2 Grundfläche eingebaut werden. So können von über 60 Städten auf der ganzen Welt Intensivpatienten adäquat und nonstop nach Frankfurt und ggf. von dort weiter transportiert werden. Verglichen mit einer Flugambulanz ist eine PTC-Repatriierung relativ schnell und preisgünstig.

Ein PTC besteht, ähnlich einem ITW, aus einer kompletten Intensivbehand-lungseinheit mit Patiententrage, Beatmungsgerät ($+13.000$ l O$_2$), Monitor/Defib-rillator, Infusionspumpen, Absaugeinrichtung, Blutzucker- sowie BGA-Elektrolyt-Hb-Messgerät, Vakuummatratze, Schaufeltrage etc. sowie allen in der Intensiv-medizin gängigen Medikamenten. Zusätzlich steht ein PTC Escort, eine sowohl medizinisch (Pflegekraft/Rettungsassistent) wie flugtechnisch (Flugbegleiter) aus-gebildete Fachkraft, für den PTC-Transport zur Verfügung.

Die Einheit wird in auf der Basis der Airline in Frankfurt anstelle von mehreren Sitzreihen hinten im Mittelblock der Economy Class in die Maschine eingebaut und fliegt als normaler Linienflug zum abholenden Flughafen. Der Patient seiner-seits wird von einer Boden- oder Flugambulanz „just in time" herangeführt und als erster Passagier in das Flugzeug eingeladen. Während des Flugs kann der Flugarzt, unterstützt von dem PTC-Escort, alle erforderlichen Maßnahmen, abgeschirmt von den übrigen Passagieren, wie in einem RTW/ITW durchführen.

Fallbeispiel: Geplanter Ambulanzflug

Ein 71-jähriger Mann mit koronarer Herzkrankheit bei Zustand nach PCI mit 3-fach-Stent-Implantation nach Myokardinfarkt, arterieller Hypertonie, Adi-positas und nicht-insulinpflichtigem Diabetes mellitus erleidet während eines Langzeitaufenthaltes in Thailand einen Re-Apoplex. Nach Erstversorgung in einer kleinen regionalen Klinik wird er nach Rücksprache mit seiner Kranken-versicherung zur weiteren Diagnostik und Therapie in eine international renom-mierte Großklinik in Bangkok verlegt. Der Patient hat jetzt, fünf Tage nach dem Ereignis, einen GCS von 11, ist tracheotomiert, atmet BiPAP-ASB, FIO$_2$: 0,45, PEEP$+7$ mmHg, ist kreislaufstabil, fieberfrei und enteral ernährt.

Die Indikation für die Repatriierung (wirtschaftlich, sozial) wird gestellt. Die Transportfähigkeit ist angesichts des stabilen Zustands und der bereits ein-geleiteten Maximaltherapie gegeben.

Nach Klärung der Kostenübernahme – der Patient ist bei mehreren Gesellschaften z. T. komplementär, zum Teil überlappend versichert – wird eine Repatriierung mit Hilfe des Patient Transport Compartment (PTC) der Lufthansa nach Frankfurt/Main innerhalb von drei Tagen organisiert. Zusätzlich ist noch der nahtlose NAW-Transport von dort in die wohnortnahe weiterbehandelnde Klinik der Maximalversorgung organisatorisch sicherzustellen.

Der Patient wird am Vortag des geplanten Transportes vom mittlerweile angereisten flugbegleitenden Arzt visitiert. Er bestätigt die Transportfähigkeit und gibt grünes Licht nach Frankfurt für den dort erfolgenden Einbau des PTC in die am folgenden Tag für den Flug nach Bangkok disponierte Linienmaschine.

Am Transporttag bringt der Arzt den Patienten mit der Ausrüstung des klinikeigenen Ambulanzfahrzeuges und unter lückenloser Fortsetzung der Therapie und des Monitorings zum Flughafen, wo er ca. eine Stunde vor der Landung der Maschine eintrifft. Von den erfahrenen Mitarbeitern der Fluggesellschaft unterstützt, erfolgen die notwendigen Ausreiseformalitäten und das Einchecken des Gepäcks. Zusätzlich wird mit den Flughafenbehörden die Fahrt der Ambulanz auf das Vorfeld des Großflughafens abgestimmt, denn der Transfer mit der ständig erforderlichen ärztlichen Präsenz beim Patienten muss innerhalb der kurzen Zeit nach Landung der Maschine komplikationslos abgewickelt werden. Da auch der Flugarzt seinerseits Pass- und Sicherheitskontrolle durchlaufen muss, übernimmt eine intensivmedizinisch qualifizierte Ärztin des medizinischen Dienstes am Flughafen den Patienten im Ambulanzfahrzeug und begleitet diesen durch die Kontrollen bis ans Flugzeug. Dort wird er zusammen mit der den Flug begleitenden Fachkraft wieder vom Flugarzt übernommen und nach Umsetzung auf die mobilisierbaren Geräte des PTC mittels Hebebühne bis auf Kabinenniveau an der letzten Tür hinten links angehoben und mittels Schaufeltrage und nach Schaffung eines direkten Zugangs zur Trage im PTC ins Flugzeug eingeladen. Um größtmöglichen Diskretion zu wahren und gegenseitige Belästigungen und Reklamationen zu vermeiden, wird erst danach das Flugzeug zum Boarding der Fluggäste auch im hinteren Abschnitt der Maschine freigegeben.

Der anschließende Flug kann mit Hilfe der im PTC vorhandenen apparativen und medikamentösen Ausstattung, analog zu einem üblichen Intensivtransportwagen, ohne Schwierigkeiten absolviert werden. Der Transfer des Patienten in den bis ans Flugzeug vorfahrenden Notarztwagen erfolgt erst, nachdem die anderen Fluggäste ausgestiegen sind, analog zum Einladen in Bangkok. Der anschließende bodengebundene Transport zur Klinik in Deutschland bildet den letzten Abschnitt der komplexen Repatriierung mittels PTC.

Tab. 3.1 Typische Ambulanzflugzeuge

	Beechcraft 350	Bombardier	Bombardier	Dornier 328
	Super King Air	Learjet 35	Challenger 604	Fairchild
Patienten	Bis 2	1	Bis 4	Bis 11
Begleitpersonen	Bis 2	Bis 2	Bis 8	Bis 6
Reichweite (km)	Bis 2600	Bis 4070	Bis 6850	Bis 3700
Bedarf Start-/Landebahn (m)	1050	1600	1800	1310
Max. Reisegeschwindigkeit (km)	550	770	870	750
Max. Reise Flughöhe (m)	10.700	13.000	15.500	10.700

Circa-Angaben, abhängig vor allem von Ausbau und Beladung

3.7   Ambulanzflugzeuge

International werden für kürzere Distanzen vor allem Turbopropellermaschinen verschiedener Versionen der Beechcraft Typ King Air eingesetzt. Sie bieten, bei vergleichsweise überschaubaren Kosten, im Innenraum ausreichend Platz, um bei Bedarf auch zwei Patienten gleichzeitig und zusätzlich Begleitpersonen einschließlich Gepäck zu transportieren. Für weitere Strecken eignen sich als Ambulanzflugzeuge vor allem Jets des kanadischen Herstellers Bombardier (verschiedenen Modelle von Learjets) (Tab. 3.1).

3.8   Medical Evacuation (MedEvac)

MedEvac bezeichnet den Transport Verletzter (üblicherweise Soldaten) meist kombiniert über den Land- und Luftweg, ggf. auch den Seeweg, aus einem unsicheren (Kampf-) Gebiet in weiter entferntes, d. h. sicheres Gebiet zur medizinischen Versorgung erlittener Verletzungen.

Bei der Bundeswehr stehen hierzu, neben Rettungswagen und Hubschraubern (inklusive Großraumrettungshubschrauber vom Typ CH-53) des Such- und Rettungsdienstes (SAR), für den Transfer vom Ereignisort zum nächsten geeigneten Flughafens vor allem Maschinen vom Typ Transall C-150 für Strecken bis maximal 1850 km zur Verfügung. Ein solches Flugzeug zum Transport von drei Intensiv- und 14 leichter betroffenen Patienten wird derzeit (noch) in Afghanistan ständig für MedEvac-Einsätze bereitgehalten.

Neben den für Patiententransporte umrüstbaren Flugzeugen vom Typ A 319 CJ, die sich in der Verfügung der Bundesregierung befinden, besitzt die Bundeswehr insgesamt 4 Flugzeuge vom Typ Airbus A 310–300 in der besonderen militärischen Version MRTT, die sowohl für MedEvacs wie auch als Tankflugzeug genutzt werden kann. Eine Maschine von ihnen ist am Flughafen Köln/Bonn ständig einsatzklar und kann kurzfristig auch für Einsätze im zivilen Bereich zur Repatriierung einer größeren Anzahl von Patienten eingesetzt werden, wie z. B. bei der Tsunami-Katastrophe in Thailand 2004 geschehen. Bei einer Reichweite von über 10.000 km können neben bis zu 56 liegenden Patienten auch 6 Intensiveinheiten belegt und medizinisch betreut werden.

Flugphysiologie

4

4.1 Grundlagen

Die Erde ist von einer Gashülle umgeben, die in mehrere Schichten aufgegliedert ist. In der untersten Schicht, der Troposphäre, die von der Erdoberfläche bis in ca. 11.000 m (36.000 Fuß) reicht, befinden rund 75 % der gesamten Luftmasse und fast die gesamte Feuchtigkeit. Interessant dabei ist, dass die Atmosphäre, bedingt durch die Rotationskräfte über dem Äquator, mit ca. 20.000 m doppelt so hoch ist wie über den Polen. Die zivile Luftfahrt findet zum größten Teil in diesem Bereich sowie der untersten Zone der darüber liegenden Stratosphäre (bis ca. 14.000 m, 45.000 Fuß) statt, wobei Turboprop-Maschinen typischerweise bis auf 7000–9000 m und Düsenjets deutlich höher fliegen. Hubschrauber besitzen keine Druckkabinen und können, abhängig von der Leistungsfähigkeit des Triebwerks, kaum über 3000 m aufsteigen.

In diesem Bereich fällt die Temperatur pro 100 m Anstieg fast linear um ca. 0,65 °C. Wegen der guten Isolierung der Flugzeuge und der Einleitung von Warmluft aus dem Triebwerksbereich spielt dies für die Passagiere aber kaum eine Rolle. Viel bedeutsamer ist die Veränderung des Luftdrucks mit steigender Höhe. Dieser sinkt nicht linear, sondern halbiert sich bis in einer Höhe von 5.500 m (18.000 Fuß), sinkt dann weiter bis in 11.000 m (36.000 Fuß) auf ein Viertel und beträgt in 15.500 m (54.000 Fuß) nur noch ein Achtel des Wertes auf Meereshöhe.

Linien- und Ambulanzflugzeuge besitzen eine nach außen hermetisch abgeschlossene Druckkabine. Hier kann für die Piloten und die Passagiere durch Einpressen von vorgewärmter und gefilterter Luft aus dem Bereich der Triebwerke der Kabinendruck reguliert werden, um den Abfall des mit der Höhe verbundenen

© Springer-Verlag Berlin Heidelberg 2015
R. Rossi, *Repatriierung*, essentials, DOI 10.1007/978-3-662-45182-3_4

Luftdrucks aufzufangen. So herrscht auf der Reiseflughöhe von ca. 12.000 m z. B. ein Innendruck, der einer Höhe von ca. 2400 m Höhe (565 mmHg) entspricht. Durch die Druckkabinenkonstruktion kann der Druck innerhalb des Flugzeugs, abhängig vom Flugmuster, bis zu einer Flughöhe von ca. 8000 m auf einem Luftdruck gehalten werden, der dem auf Meereshöhe (754 mmHg) entspricht (Sea level).

Typische Indikationen für einen solchen Sea level-Flug sind Transporte von beatmeten Patienten mit einem $FIO_2 > 0{,}7$, ein unbehandelter/fortbestehender Pneumothorax, intrakranielle/intraokuläre Lufteinschlüsse, Ileus, eine Laparoskopie bzw. eine Laparotomie ohne Darmeröffnung < 24 h oder mit Darmeröffnung < 48 h. Vorsicht ist empfohlen bei einem Pneumomediastinum bzw. einem Pneumoperikard oder jeglicher offenen/stumpfen Lungenverletzung.

Organisatorisch wichtig ist der Umstand, dass bei Sea level-Flügen, bedingt durch den Energieaufwand für die Luftkompression und den höheren Luftwiderstand in geringerer Flughöhe, sich sowohl die Geschwindigkeit als auch die Reichweite des Flugzeugs bis zu einem Drittel vermindern können.

Im Einzelnen beschreiben die sog. Gas-Gesetze (Gesetz von Dalton, Boyle-Mariotte, Henry) die Veränderungen des Luftdrucks in der Höhe genauer.

4.2 Gesetz von Dalton

Nach dem Gesetz von Dalton entspricht der Gesamtdruck eines Gasgemisches (z. B. Luft) der Summe der Einzeldrucke der Teil-Gase (Stickstoff, Sauerstoff, CO_2), entsprechend ihrem Anteil an der Gesamtluft. Sinkt zum Beispiel der Gesamtluftdruck von Meereshöhe (754 mbar) bis in 2400 m Kabinendruckhöhe (565 mbar) um ca. 20 %, vermindert sich der inspiratorische Sauerstoffpartialdruck von ca. 200 auf 160 mbar entsprechend und der Sauerstoffpartialdruck des Blutes fällt schnell ab (hypobare Hypoxie). Hatte der Patient also am Boden unter Raumluftatmung eine befriedigende Sauerstoffsättigung, muss der höhenbedingte SpO_2-Abfall durch Sauerstoffgabe (z. B. 2–3 l/min) kompensiert werden.

Zum Ausschluss jeglicher Hypoxämie bzw. Hypoxie sind mindestens eine kontinuierliche Pulsoxymetrie, bei (komplex) beatmeten Patienten Kapnographie und intermittierende Blutgasanalysen erforderlich.

4.3 Gesetz von Boyle-Mariotte

Das Gas-Gesetz von Boyle-Mariotte lautet $P1 \times V1 = P2 \times V2$: Bei konstanter Temperatur ist das Produkt aus Druck und Volumen eines Gases z. B. auf Meereshöhe ($P1 \times V1$) gleich dem Produkt auf 2400 mm Höhe ($P2 \times V2$), also konstant. Daraus folgt, dass jede Veränderung des Drucks (z. B. Abfall in der Höhe) mit einer entsprechenden Zunahme des Volumens (Ausdehnung beim Aufstieg) einhergeht. Vermindert sich also der Luftdruck in der Höhe z. B. auf die Hälfte, so nimmt das Gasvolumen auf das Doppelte zu.

Auf Basis dieses Mechanismus entstehen am häufigsten Beschwerden im Bereich des Mittelohrs. So kann sich der beim Aufstieg des Flugzeugs in der Paukenhöhle aufbauende Überdruck noch relativ leicht über die Tube in den Rachenraum entlasten. Ist die Schleimhaut im Rahmen eines Infektes der oberen Atemwege geschwollen, ist dies ggf. nicht oder nur unvollständig möglich. Noch problematischer ist die Situation beim Sinkflug, wenn der entstehende Unterdruck durch Verschluss bzw. Kollaps der Tube nicht durch Einströmen von Luft entlastet wird. Es kann zum Schleimhautödem und zur Einblutung in das Gehör- und Gleichgewichtsorgan bis hin zur Trommelfellruptur kommen. Besonders häufig sind hiervon Kinder betroffen, die einerseits vermehrt unter Infekten der oberen Atemwege leiden und zweitens noch nicht gelernt haben, durch Schlucken bzw. Anspannen des Muskels zum Anheben des Gaumensegels, die Tube am Racheneingang zu öffnen.

Unter Umständen lebensbedrohlich ist die Situation für Patienten, bei denen durch die Ausdehnung von Lufteinschlüssen innerhalb des Körpers bedrohliche Situationen entstehen können, z. B. bei Übergang eines undrainierten Pneumothorax in einen Spannungspneumothorax oder durch Hirndruckanstieg bis zur Einklemmung bei Pneumenzephalon, ggf. auch bei Zustand nach Augenoperationen mit Luft im Augenbulbus. Harmloser stellt sich meist die Situation bei Gasansammlungen im Darm dar, da sich hier der beim Aufsteigen aufbauende Druck i. d. R. problemlos nach außen entlastet und beim Sinkflug keine Probleme zu erwarten sind.

Analog dehnt sich die Luft im Cuff eines Endotracheal- bzw. Tracheostoma-Tubus aus. Er muss deshalb regelmäßig kontrolliert und ggf. korrigiert werden, um Drucknekrosen in der Trachea zu vermeiden. Umgekehrt muss häufig nach Verlassen der Reiseflughöhe im Sinkflug der Cuff aufgefüllt werden, um das durch den Volumenverlust entstandene Leck zu beseitigen.

Entsprechend verändern sich auch die Druckverhältnisse in Infusionssystemen (Anstieg der Flussrate im Steigflug bis hin zum Risiko der Luftembolie, umgekehrt Abfall der Flussrate im Sinkflug), sodass generell gegen Druckschwankungen „resistente" Infusionspumpen vom Typ Perfusor verwendet werden sollten. Umgekehrt verhalten sich Vakuummatratzen und pneumatische Schienen. Sie verlieren beim Aufsteigen des Flugzeugs durch die Ausdehnung der darin befindlichen Restluft an Wirkung, sodass sie in der Höhe erneut abgesaugt werden müssen. Dagegen verhärten sie sich im Sinkflug und können zu einer Druckschädigung des darunter liegenden Gewebes führen.

4.4   Gesetz von Henry

Entsprechend dem Gesetz von Henry ist die Menge eines in einer Flüssigkeit gelösten Gases proportional zu dessen Druck über dem Gas. Dies bedeutet umgekehrt, dass bei einem plötzlichen Abfall des Drucks das zunächst gelöste Gas aus der Flüssigkeit ausperlt, wie beim Öffnen einer kohlensäurehaltigen Wasserflasche. Dieses insbesondere aus der Tauchmedizin bekannte Krankheitsbild (Druckfallkrankheit) kann analog in der Höhe auftreten. Unter einem solchen so genannten Rapid-Decompression-Unfall versteht man den plötzlichen Druckverlust in der Kabine, z. B. durch Herausfliegen eines Fensters. Es kommt schlagartig zu Ohrenschmerzen und Atemnot, frei im Flugzeug befindliche Gegenstände werden ins Freie gerissen. Die „time of useful consciousness", in der die Sauerstoffversorgung des Gehirns noch gegeben ist, muss genutzt werden, um die von der Decke herabfallenden Sauerstoffmasken sofort für sich selbst, danach erst für den Patienten zu benutzen. Nebelbildung und Temperaturabfall in der Kabine verkomplizieren die Situation. Die Piloten werden in diesem Fall nach Anlegen ihrer Sauerstoffmasken einen notfallmäßigen „steilen" Sinkflug und eine anschließende Notlandung einleiten.

4.5   Luftfeuchtigkeit und Temperatur

Ein zusätzliches Problem ergibt sich durch die geringe Luftfeuchtigkeit der „frischen" Kabinenluft, die aus der komprimierten Umgebungsluft im Bypass der Turbinen (0 % Feuchte) und aus der gefilterten Kabinenluft (bis 15 % Feuchte) generiert wird. Dies ist insbesondere in den vorderen Abschnitten von (großen) Linienflugzeugen bedeutsam, da hier die klimatisierte trockene Luft primär einströmt. So trocknen die Schleimhäute während eines längeren Fluges stark aus, was zu Flüssigkeitsdefizit und Borkenbildung führen kann – dies ist insbesondere bei nichtbeatmeten Patienten mit Erkrankungen der Atemwege relevant. Zum Ausgleich sollten Patienten und Begleiter stündlich mindestens 50–80 ml Wasser aufnehmen. Günstig sind Kombinationen aus Fruchtsäften und Wasser (Schorle).

Der Patient sollte deshalb entsprechend seinem Krankheitsbild und Geschmack möglichst auch etwas essen können. Leichte Snacks, z. B. leicht gesalzene Nüsse o. Ä., ergänzend zu den mineralstoffarmen Wässern, erscheinen besonders geeignet zur Substitution der entstehenden Defizite.

Immer wieder löst die nach einer Landung in feucht-heißen Gebieten auftretende Nebelbildung im Flugzeug bei weniger erfahrenen Passagieren Besorgnis aus. Diese Nebelschwaden sind aber nicht durch einen Brand an Bord bedingt, sondern entstehen durch Kondensation von Flüssigkeit beim Klimatisieren der Flugzeugkabine bei hoher Luftfeuchtigkeit vor Ort.

Ein vor allem subjektiv vom Patienten wahrgenommener Aspekt ist die angenehme Temperatur während des Transportes. So sollte stets ein Pullover/Weste, eine Jacke, und/oder Decke insbesondere für längere Flüge am Sitzplatz greifbar sein, um Komfort und Temperaturhomöostase von Patient und Begleiter zu optimieren.

4.6 Reisekrankheit (Kinetosen)

Bei entsprechend empfindlichen Personen kommt es vor allem durch langsame, „rollende" Bewegungen des Flugzeugs zu Missempfindungen. Typische Symptome sind Lethargie, Blässe, Schwindel, Kopfschmerzen, Übelkeit und Erbrechen. Ursache ist die passive Bewegung des Körpers ohne Orientierungs- (und damit Korrektur-) möglichkeit. Durch widersprüchliche Informationen der körpereigenen Sinne, vor allem des Gleichgewichtsorgans und der Augen, werden elementare Zentren im Stammhirn inadäquat gereizt.

Hilfreich sind die Platzierung am Fenster (ohnehin vorgeschrieben, weil in einem Notfall die Begleitperson zuerst aus der Sitzreihe aussteigen muss) und Sauerstoffzufuhr. Auch H1-Antagonisten (Dimenhydrinat), Promethazin und Atropin (Cave Glaukom: löst Sehstörungen aus) sind hilfreich. Metoclopramid und Setrone sind typischerweise kaum/nicht wirksam. Eine milde Sedierung (z. B. Lorazepam) ist oft günstig.

4.7 Röntgenstrahlung

Die Strahlenbelastung bei interkontinentalen Flügen liegt zwischen 20 und 60 µSv, wobei besonders auf der Polarroute hohe Werte erreicht werden aufgrund des dort verminderten Erdmagnetfeldes. Die natürliche Strahlenbelastung liegt bei ca. 1 mSv/Jahr. Die zulässige, zusätzliche beruflich bedingte Jahresdosis liegt bei 4 mSv, was ca. 70 bis maximal 200 interkontinentalen Flügen entspräche.

Aus arbeitsmedizinischer Sicht ist wichtig, dass Schwangere nach dem Mutter-schutzgesetz nicht als Pilotinnen bzw. medizinische Flugbegleiterinnen eingesetzt werden können.

4.8   Einfluss psychischer Faktoren

Ein ganz erheblicher Teil der Patienten und Begleitpersonen leidet – zumindest unter den bei der Repatriierung gegebenen Umständen – unter Flugangst. Typische Zeichen sind Aufregung, Schweißausbruch, Herzklopfen und Blutdruckanstieg. Objektiv sichtbare Zeichen dieser Empfindungen und die Begleitsymptome wer-den häufig vom Betroffenen negiert, sodass hier die persönliche Betreuung und die psychische Führung durch den medizinischen Begleiter von besonderer Bedeutung sind. Extremausprägungen sind regelrechte Panikattacken, die bis zur Verweige-rung des Transportes reichen können.

Hygiene in der Repatriierungsmedizin 5

5.1 Grundlagen der Hygiene

Nicht zu vernachlässigen sind die hygienischen Bedürfnisse des Patienten unmittelbar vor und während des Transportes. So sollte wann immer möglich ein Gang zur Toilette angeboten werden, da hier oftmals und insbesondere bei gegengeschlechtlichem Begleiter Schamgefühle den Patienten daran hindern, den Wunsch von sich aus zu äußern. Auch dem Wunsch zum Händewaschen o. Ä. sollte bestmöglich entsprochen werden, da dies die Befindlichkeit erheblich verbessern kann.

5.2 Hygienemaßnahmen

Die Einhaltung einer angemessenen Hygiene während einer Repatriierung ist nicht erst seit dem massenhaften Auftreten multiresistenter Erreger ein zentrales Thema in der Patientenversorgung.

Vor jeder potentiellen Kontamination mit Erregern sind unsterile Einmal-Schutzhandschuhe anzulegen. Zur persönlichen Hygiene zu Transportbeginn, am Transportende und vor invasiven Maßnahmen, vor allem aber nach (potenziellen) Kontaminationen mit Erregern, erfolgt eine hygienische Händedesinfektion mit einem alkoholischen Händedesinfektionsmittel über 30 s. Desgleichen ist dies nach jedem Toilettengang oder bei sichtbarer Verschmutzung, jeweils nach einer Händereinigung mit Flüssigseife erforderlich.

Vor jeder invasiven Maßnahme, z. B. dem Anlegen einer Thoraxdrainage mit sterilen Handschuhen, erfolgt ebenfalls eine hygienische Händedesinfektion. Zur

© Springer-Verlag Berlin Heidelberg 2015
R. Rossi, *Repatriierung*, essentials, DOI 10.1007/978-3-662-45182-3_5

Patientenvorbereitung muss eine Hautdesinfektion mit einem alkoholischen Haut-
desinfektionsmittel über 30 s durchgeführt werden.

5.3 Infektionstransport

Zur Risiko-Einstufung eines Infektionstransports erfolgt die Einordnung in eine
der drei Gruppen:

- Gruppe 1: kein Anhalt für Infektionskrankheit
- Gruppe 2: Infektionskrankheiten ohne Übertragungsrisiko bei üblichen Patien-
  tenkontakten, z. B. Virushepatitis, HIV/AIDS, Tbc geschl.
- Gruppe 3: hoch kontagiöse, gefährliche Infektionskrankheiten, z. B. Cholera,
  Diphtherie, hämorrhagisches Fieber, Milzbrand, Pest, akute Poliomyelitis,
  Q-Fieber, Tollwut, SARS, Typhus, offene Tbc, Virus-Meningitis, Windpocken,
  generalisierter Herpes zoster.

Während Transporte der Gruppe 1 und 2 üblicherweise mit den in der Repatriierungsmedizin üblichen Rettungsmitteln wie KTW, RTW/NAW, ggf. RTH/ITH
bzw. Ambulanzflugzeug und unter der Beachtung der üblichen Hygieneanwei-
sungen durchgeführt werden können, gelten für den Transport von Patienten mit
spezifischen Krankheiten besondere jeweils zu beachtende Vorschriften, die sich
weltweit in den einzelnen Ländern erheblich unterscheiden können.

Umgang miteinander und Kommunikation in der Repatriierung

6

6.1 Teamarbeit

Von ganz entscheidender Bedeutung für die Qualität eines Patiententransfers ist – unabhängig von dem gewählten Transportmittel – die reibungsfreie Zusammenarbeit aller Beteiligten. Hierzu gehört neben der systematischen organisatorischen Vorbereitung vor allem die bestmögliche psycho-physische Einstellung aller Mitarbeiter.

Voraussetzung zur bestmöglichen Arbeit (Performance) ist es, stets mit einem Zwischenfall zu rechnen, dabei ruhig zu bleiben und dann sicher zu entscheiden, was zu tun ist. Dabei gilt es Prioritäten zu setzen, die Aufgaben zu delegieren und im Team zu verteilen. Das beste Ergebnis ist dann zu erreichen, wenn es gelingt, alle Hilfsmöglichkeiten zu mobilisieren und mit allen offen, klar und präzise zu kommunizieren. Dabei ist der Informationsstand für alle gleich zu halten und der Überblick zu behalten.

Insbesondere geht es hier darum, Zwischenfälle und Notfallsituationen zu vermeiden und zu managen. Dabei ist die medizinische Diagnostik und Therapie unter erschwerten Verhältnissen nur ein Detail. Kernaufgabe ist meist ist die Fähigkeit der Beteiligten zur lückenlosen Kommunikation unter Einsatzbedingungen und die Teamarbeit im Einsatz, und dies mit dem erforderlichen Management der (sehr) limitierten Ressourcen.

Typische Beispiele für medizinische Notfallsituationen in unmittelbaren Zusammenhang mit dem Transport sind plötzliche Bewusstseinsveränderung, Eintrübung, Erregungszustand, ein SpO_2- oder Blutdruckabfall, ggf. eine versehentliche Extubation, plötzliches Erbrechen ggf. mit Aspiration, das Herausrutschen des Ge-

© Springer-Verlag Berlin Heidelberg 2015
R. Rossi, *Repatriierung*, essentials, DOI 10.1007/978-3-662-45182-3_6

fäßzugangs bis hin zum Kreislaufstillstand, Kammerflimmern mit notfallmäßiger Intubation, Beatmungsbedarf, aber auch technische Probleme wie Monitorausfall, gestörtes Beatmungsgerät oder Stromausfall.

Zwischenfälle und Komplikationen lassen sich nie völlig ausschließen. Umso wichtiger ist es, entsprechend vorbereitet zu sein. Ansatzpunkte sind das so genannte Task Management – d. h. die Organisation der im Krisenfall zu verrichtenden Aufgaben. Es gilt von vornherein systematisch zu planen, die Einzelheiten zu durchdenken und alles detailliert vorzubereiten. Hilfreich dabei ist es, Aufgaben und Arbeiten zu standardisieren, hierbei alle gegebenen Ressourcen sinnvoll zu nutzen und im Verlauf dann dynamisch zu priorisieren. Hierfür haben sich Konzepte aus der zivilen und militärischen Luftfahrt wie Crew Ressource Management (CRM) bewährt. Fortbildungen hierzu werden von verschiedenen Seiten angeboten und können die persönliche Vorbereitung sinnvoll ergänzen.

Die frühzeitige und vollständige Erfassung sich anbahnender Probleme, die „Situation awareness" durch nie erlahmende Aufmerksamkeit besteht vor allem darin, kontinuierlich und umfassend Informationen einzuholen, die aktuelle Arbeitsumgebung zu erfassen und stets vorausschauend zu denken und zu arbeiten. Ist ein Zwischenfall eingetreten, müssen Entscheidungen zu deren Bewältigung getroffen werden („Decision making"). Hier sind (alle) möglichen Handlungsoptionen zu erfassen und dabei allgegenwärtige Risiken wahrzunehmen. Im weiteren Verlauf müssen getroffene Entscheidungen regelmäßig überprüft und eventuell auch neu getroffen werden.

Voraussetzungen für optimales Arbeiten in der Repatriierung
- Bereite Dich auf die Tätigkeit vor (Aus-/Fortbildung/regelmäßige Übungen, Gerätekenntnis, Abläufe, „Procedures")
- Trainiere Verhalten in Krisensituationen und über Kommunikation in Stresssituationen (im Alltag, privat und bei der Arbeit)
- Erstelle Checklisten und Verfahrensanweisungen (im Kopf und als Unterlage)
- Denke und plane im Voraus, setze Prioritäten (für Patienten, Kollegen, Dich selbst)
- Übernimm Deine Rolle im Team (Führung, Unterstützung, Koordination)
- Sorge für kontinuierliche Information und sichere Kommunikation aller Teammitglieder

- Bleibe aufmerksam gegenüber der Entwicklung, reflektiere (selbst-)kritisch
- Verteile Belastungen, fordere rechtzeitig Unterstützung an

Im Vordergrund steht die Zusammenarbeit in der Gruppe. Vor allem muss der kontinuierliche Informationsfluss zwischen allen gewährleistet sein, um die Aufgabenwahrnehmung im Team bei allen sicherzustellen mit dem Ziel, die gegenseitige Unterstützung zu optimieren. Hier sind (passagere) Überlastungen Einzelner, wann immer möglich, zu vermeiden, um das bestmögliche Ergebnis zu erzielen.

6.2   Repatriierung im internationalen Umfeld

Die hochgradig technisierte und arbeitsteilige Notfall- und Intensivmedizin ist schon für Menschen, die in unserem westlichen Kulturkreis aufgewachsen, oft eine intellektuell und emotional nicht leicht zu bewältigende Aufgabe angesichts einer akuten lebensbedrohlichen Erkrankung oder Verletzung. Umso schwieriger kann es für Angehörige anderer Kulturen mit eigenen Vorstellungen und Erfahrungen von Krankheit und Behandlung sein, die Abläufe in einer Klinik oder speziell bei einem notwendig werdenden Interhospitaltransfer nach westlichem Muster zu erfassen, zu verstehen und sinnvoll zu unterstützen.

Der oftmals sehr enge Kontakt mit Patienten und Angehörigen vor und während des Patiententransfers kann zu vielfältigen Problemen und Reibungen führen. Insbesondere im internationalen Kontext sind diese zu verzeichnen, wenn Dienstleister und Nutzer, aber auch zwischengeschaltete Organisationen wie Versicherungen und Vermittler aus verschiedenen Ländern oder gar ganz unterschiedlichen Kulturkreisen mit unterschiedlichen Wertvorstellungen, Strukturen und Abläufen aufeinander treffen.

Ursachen sind vor allem der allgemeine Stress und die Unsicherheit in einer solchen Ausnahmesituation. Hinzu kommen meist Sprachprobleme, Missverständnisse, enttäuschte (womöglich überzogene) Erwartungen oder andere Differenzen, die aus dem Umstand erwachsen, dass die Beteiligten aus verschiedenen Kulturkreisen stammen. Typische Beispiele für die unterschiedliche Empfindung sind der nach außen vermittelte Ausdruck von Schmerz oder die Entwicklung von Schamgefühlen. Religiös-spirituelle Prägungen und Vorstellungen, die gesellschaftliche Orientierung, die Position und Funktion des Betroffenen bzw. seiner Angehörigen in seinem Umfeld sind weitere bestimmende Faktoren für die Rezeption der Vorgänge und das Verhalten der Beteiligten.

Fallbeispiel: Repatriierungsflug

Eine 53-jährige Frau aus einem nahöstlichen Land liegt moribund in einer abgelegenen Spezialklinik für chronisch obstruktive Atemwegserkrankungen. Sie war vor gut 4 Wochen zur Optimierung der Therapie im Sinne einer „last chance" aus ihrem Heimatland dorthin gebracht worden, ohne dass es zwischenzeitlich trotz einer komplexen Medikation gelungen ist, ihre Situation zu verbessern. Sie atmet (orthopnoisch) spontan über Sauerstoffmaske (5–8 l/min) mit einem SpO_2 um 80 % bei einer Rechtsherzinsuffizienz auf der Basis ihrer pulmonalen Hypertonie. Die Patientin ist übergewichtig (BMI 42) und insulinpflichtige Diabetikerin. Sie ist derzeit fieberfrei.

Die Patientin ist über ihre Situation voll aufgeklärt und geschäftsfähig. Eine Intubation für den Transport wird kategorisch abgelehnt. Stattdessen ist sie bereit, jedes Risiko für eine Verschlechterung während des Transportes zu tragen einschließlich des letalen Ausgangs.

Entsprechend ihrem Glauben soll sie nun in ihr Heimatland zurückgebracht werden, um dort ihre letzte Lebensphase zu verbringen und ggf. dort zu sterben. Da sich die Klinik über zwei Autostunden vom nächsten Verkehrsflughafen befindet, reist das medizinische Verlegungspersonal am Vortag mit einem Linienflug plus Mietwagen und dem vollen medizinischen Equipment an. Da auf Linienflügen regelmäßig keine (vollen) Sauerstoffflaschen mitgeführt werden dürfen, wird ein umfangreiches Adapterset zum Anschluss des Beatmungsgerätes (mit „Sechskantkonnektor") an vor Ort vorhandene Sauerstoffanschlüsse und -flaschen mitgeführt. Das Team trifft spätabends in der Klinik ein, visitiert die Patientin und bereitet zusammen mit dem anwesenden Sohn den Transfer zum Flughafen am nächsten Morgen vor. Wegen der beschränkten Platzverhältnisse im Ambulanzjet muss ein Großteil des Gepäcks der beiden in der Klinik zurückbleiben und mittels Kurierdienst an den folgenden Tagen nachgesandt werden.

Am Transporttag starten das Ambulanzflugzeug und der Bodentransport mittels lokaler Ambulanz zeitlich abgestimmt. Sie treffen am nächstgelegenen Flughafen zusammen. Die Patientin wird in das Flugzeug eingeladen und unter Ausschöpfung aller konservativen Behandlungsansätze an den Zielort geflogen. Nach der Ankunft dort besteht der Sohn sowie weitere Angehörige, entgegen der Planungen, auf einem Transport „nach Hause" und nicht in das avisierte Krankenhaus. Dem Argument, dass der Patientin schon vor der Verlegung in die europäische Klinik in den lokalen Einrichtungen „nicht wirksam" geholfen werden konnte und dies in der nunmehr präfinalen Situation erst recht nicht mehr möglich sein würde, wird dem Wunsch der Familie und der Patientin entsprochen. Sie wird in ihrem Haus dem anwesenden (sich legitimierenden), seit Jahren betreuenden Hausarzt übergeben.

6.3   Fußangeln und Brückenschläge

Um ernsthafte Differenzen mit Patienten und Angehörigen aus anderen Ländern und Kulturen zu vermeiden, sollte man sich über die eigenen Wertvorstellungen und Prioritäten klar werden und diese ggf. relativieren bzw. mit denen des Patienten und dessen Angehörigen abstimmen. Eine Kompetenz der Kultursensibilität ist vor allem durch die Bereitschaft zu einfühlender Aufmerksamkeit und zu bewusstem Wahrnehmen der Wünsche des Anderen geprägt, um so einen respektvollen und reibungsfreien Umgang miteinander zu ermöglichen.

Fehlende Kenntnisse über typische regional übliche Kommunikationsdetails wie Floskeln („Nice to meet you", „How are you?") oder ggf. missverständliche Handzeichen können zumindest kurzfristig kaum reparable Missstimmungen erzeugen und den Fluss des Ablaufs stören. Auch der Umgang der Teammitglieder untereinander wird von Patienten und Angehörigen mitunter genau beobachtet und bewertet. Er sollte ebenso bewusst höflich und stets hilfsbereit sein, um insgesamt eine professionell gelassene Atmosphäre zu erzeugen.

Körperliche Untersuchungen, insbesondere bei Anwesenheit weiterer Personen, das Betasten oder die (teilweise) Entblößung des Körpers, etwa durch eine Person des anderen Geschlechts, muss ggf. angekündigt und genau erklärt werden und kann beispielsweise bei Musliminnen vielleicht nur unter besonderen, erst zu schaffenden Bedingungen erfolgen.

Einsätze mit Kindern, unruhigen, bewusstseinsgestörten oder psychotischen Patienten, Geburt oder Tod stellen auch für Erfahrene eine besondere Herausforderung dar. Sie bedürfen stetiger, allseitiger Geduld und viel gegenseitige Verständnisbereitschaft.

7

7.1 Indikation Repatriierung

Typische Indikationen für eine Repatriierung sind – jeweils ungefähr zu einem Drittel – internistische Krankheitsbilder wie Myokardinfarkt, gastro-intestinale Erkrankungen und Komplikationen chronischer Leiden. An zweiter Stelle stehen chirurgische Krankheitsbilder wie abdominelle Operationen und (Tumor-)Leiden sowie insbesondere Unfallverletzungen. Daneben stehen neurologisch-psychiatrische Erkrankungen, wie Schlaganfall, epileptische Krankheitsbilder und akute (meist depressive) Psychosen.

Die zentrale Frage bei der Indikationsstellung für eine Repatriierung ist der aktuelle Versorgungsbedarf insgesamt. Es ist abzuschätzen, in wieweit überhaupt eine sach- und versicherungsrechtlich korrekte Versorgung vor Ort möglich oder ob es medizinisch und wirtschaftlich geboten ist, den Patienten vorrangig zu repatriieren. Im Weiteren muss beurteilt werden, ob eine Indikation für einen sofortigen Transport („wegen lokaler Unterversorgung") besteht oder ob ein geplanter Transport innerhalb eines gewissen Zeitfensters, z. B. zu einer Operation im Heimatland, adäquat ist. Hier muss auch eruiert werden, ob unmittelbar noch vorbereitende medizinische Maßnahmen einzuleiten sind, also bevor endgültige Entscheidungen oder der eigentliche Transport erfolgen können.

Insgesamt muss anschließend eine medizinische und logistische Risiko-Nutzen-Bewertung vorgenommen werden, bei der die Vor- und Nachteile eines (vorübergehenden) Verbleibs vor Ort einer weiteren Versorgung in einer anderen Behandlungseinrichtung gegenüber gestellt werden.

© Springer-Verlag Berlin Heidelberg 2015
R. Rossi, *Repatriierung*, essentials, DOI 10.1007/978-3-662-45182-3_7

Die medizinische Einschätzung der Indikation für einen Transport kann anhand der NACA-Klassifikation objektiviert werden. So ist davon auszugehen, dass in den Klassen I und II (geringfügige bis mäßige Beeinträchtigung des Gesundheitszustandes) keine Indikation für einen medizinisch begleiteten Transport besteht, sondern, ggf. nach weiterer Genesung, ein selbstverantworteter Heimflug möglich sein könnte. Patienten mit der NACA-Klasse III (schwere Erkrankungen und Verletzungen ohne vitale Bedrohung) werden vor allem unter Berücksichtigung der lokalen medizinischen Infrastruktur gewichtet. Das bedeutet, dass die Fraktur eines großen (Röhren-)Knochens in einem Land der europäischen Union oder Nordamerikas sicher auch vor Ort adäquat versorgt werden kann, während dies u. U. in anderen Kontinenten nicht sicherzustellen ist und auch unter Einbeziehung möglicher postoperativer Komplikationen und deren Folgen und Folgekosten die Indikation für einen Verlegungstransport darstellt. Bei Patienten der NACA-Klassen IV, insbesondere aber bei NACA V mit unmittelbarer vitaler Bedrohung bzw. Klasse VI (Zustand nach Reanimation) wird typischerweise ein Ambulanzflug durchgeführt. Dabei ist ggf. auch eine notfallmäßige, dringende Durchführung (Alarmstart) erforderlich. Von der Häufigkeit her gesehen überwiegen, je nach Ausrichtung des den Ambulanztransport durchführenden Unternehmens, Patienten in den NACA-Klassen III und IV. Bei etwa einem Drittel besteht eine unmittelbare vitale Bedrohung und damit eine dringende Transportindikation.

Ist die Indikation für eine Repatriierung gestellt, muss das Transportziel (z. B. ein wohnortnahes Krankenhaus) gegen die Vorteile einer Verbringung in ein medizinisches Zentrum, auch in größerer Distanz, in Abstimmung mit Patient und Angehörigen kritisch abgewogen werden. Eng damit verknüpft sind die weiteren Entscheidungen bei der Auswahl des bestgeeigneten (Haupt-)Rettungsmittels – boden- bzw. luftgebunden, Linienflug, Ambulanzflugzeug – sowie der ggf. hierzu erforderlichen „Zubringer" und „Abholer" einschließlich des begleitenden Personals (Rettungsassistent/-sanitäter im KTW/RTW bzw. arztbegleitet im NAW/ITW/ RTH/ITH).

Unter all diesen medizinisch-logistischen Gesichtspunkten muss schließlich der beste Transportzeitpunkt definiert und geplant werden. Gleichzeitig ist es wichtig, die Möglichkeiten zur Mitnahme von Begleitpersonen und den Umfang des möglichen Begleitgepäcks abzuklären und zu kommunizieren, um Schwierigkeiten und unangenehme Diskussionen am Treffpunkt bzw. bei Übernahme zu vermeiden.

Checkliste zur Indikationsstellung und Vorbereitung eines Transportes
- Fall-Nr., Auftraggeber
- Aufenthaltsort des Patienten, Klinik, Abteilung
- Verantwortlicher behandelnder Arzt, Telefonnummer

- Erkrankungsbeginn/Unfallzeitpunkt
- Vorerkrankungen
- Aktuelle Anamnese
- Diagnose
  - Hauptdiagnose
  - Nebendiagnosen
- Befunde
  - Bewusstseinslage (GCS), Pupillen, Neurostatus
  - Atmung (Atemmodus, SpO_2, AF)
  - Kreislauf (Puls, RR, Urinproduktion)
  - Verletzungen (SHT, Thorax, Abdomen, Extremitäten)
- Untersuchungsergebnisse (Bildgebung, Labor)
- Bisher durchgeführte Maßnahmen/Operationen
- Aktuelle Behandlung
  - Analgesie, Sedierung
  - Beatmung: Modus, FIO_2, Atemwegsdrücke, AZV
  - $etCO_2$, Blutgasanalyse
  - Herz-Kreislaufsituation, Medikamente, Dosierungen
  - Organersatzverfahren
  - Gefäßzugänge, Katheter, Drainagen
  - Lagerungen, Schienungen
  - Mobilisierung
  - Infektionsstatus
- Besondere Transportanforderungen (Isolierung/Desinfektion, Sea-level, Bed-to-bed)
- Anstehende Maßnahmen am Aufenthaltsort/ am Zielort: Diagnostik, Operation, Intensivtherapie, Rehabilitation
- Vor Transport noch abzuklärende Fakten
- Rettungsmittel für Antransport/ Abtransport
- Transportziel: Krankenhaus, Abteilung, Station, Arzt, Telefonnummern

7.2   Risikoabschätzung

Vielfach wurde versucht, durch Quantifizierung der Risikofaktoren eines Transports den erforderlichen Aufwand einer Repatriierung abzuschätzen (Tab. 7.1). So sind etwa akute Psychosen (mit Suizidalität) genauso einzuschätzen wie somatische Krankheitsbilder mit Intensivbehandlungsbedarf. Ebenso ist bei (kleinen) Kindern eine besondere Situation gegeben, die eine (vordringliche) Repatriierung in Begleitung mindestens eines Elternteils erfordert.

Tab. 7.1 Risiko-Beurteilung für eine Repatriierung

Risikogruppe	1	2	3
Bewusstseinslage	Wach	Getrübt	Bewusstlos
Neurologie	GCS 15	GCS 14-8	GCS 7-3
Atemweg	Frei	Pharyngealtubus	Larynxmaske/-tubus, Intubation
Atmung	Spontan/suffizient	O_2-Bedarf	Beatmung
Kreislauf	Stabil	Volumenbedarf, Arrhythmie, Myokardischämie	Vasopressoren, Inotropika, Schrittmacher, IABP/ECMO

7.3 Flugreisetauglichkeit

Grundsätzlich muss nach IATA-Vorschriften für jeden akut Erkrankten vor jedem Flug ein so genanntes Fit-to-fly-Zeugnis vorliegen. Meist wird es von Ärzten vor Ort ausgestellt, die ganzjährig eng mit den Linien- und Ambulanzfluggesellschaften zusammenarbeiten und die entsprechenden Kriterien und Formalitäten kennen. In einem MEDA-Protokoll werden anamnestische Daten und Untersuchungsbefunde niedergelegt. Eine hiernach erfolgende ärztliche Untersuchung wird vor allem bei größeren Verletzungen nach Unfällen oder akut aufgetretenen bzw. sich verschlechternden internistischen Erkrankungen gefordert. Eine Repatriierung in einem Linienflugzeug sollte grundsätzlich möglich sein, wenn der Patient den NY-HA-Klassen I und II angehört, eine Vitalkapazität $\geq 2,5$ l, eine FEV1 $\geq 85\%$, eine $SpO_2 \geq 90$ und einen Hb > 9 mg/dl aufweist.

Prinzipiell wird die Flugreisetauglichkeit differenziert für Linienflug – mit den dort gültigen Vorschriften – und Ambulanzflugzeug mit den hier gegebenen spezifischen Bedingungen beurteilt.

Ein Fit-to-fly-Nachweis für einen Linienflug ist grundsätzlich nicht gegeben,

- wenn der Aufenthalt im Flugzeug insbesondere z. B. durch die Kabinendruckhöhe den Gesundheitszustand des Patienten verschlechtern könnte,
- eine ansteckende Krankheit vorliegt,
- eine körperliche oder geistige Einschränkung vorliegt, welche die Sicherheit oder den Komfort anderer Passagiere einschränkt, oder
- die planmäßige Durchführung (z. B. durch übermäßige Verzögerungen beim Ein- und Aussteigen, Risiko notfallmäßiger Zwischenlandungen o. Ä.) gefährdet ist.

Einsatzabwicklung bei der Repatriierung per Linienflug

8

8.1 Übernahme des Patienten

Als zentrale Aufgabe am Übernahmeort sollten möglichst alle erreichbaren Informationen über den Patienten und den bisherigen Verlauf der Behandlung eingeholt und in schriftlicher Form mitgenommen werden. Dies ist insbesondere ein Verlaufsbericht bzw. Arzt- oder Entlassungsbrief, der nicht nur die wesentlichen Diagnosen und die Befunde aus technischen und Laboruntersuchungen enthält, sondern auch ein Pflegeplan über die wichtigsten pflegerischen Aspekte. Eine Zusammenstellung der aktuellen Medikation, aus der sowohl die vorbestehende Dauermedikation als auch die situationsbezogen hinzugekommene intravenöse bzw. orale Therapie hervorgeht, ist unverzichtbar. Eine Zusammenstellung häufig im angloamerikanischen Raum verwendeter Abkürzungen ist der nachstehenden Tabelle zu entnehmen (Tab. 8.1). Entsprechend ist ein für etwa die doppelte kalkulierte Transportzeit ausreichender Medikamentenvorrat mitzunehmen, um Engpässe und Lücken unterwegs und unmittelbar nach Ankunft am Zielort auszuschließen. Auch eventuell vorhandene Patientenpässe (Herzschrittmacher, AICD, Allergieausweis u. Ä.) sind Bestandteil der Patientenunterlagen.

8.2 Auswahl des Bodenrettungsmittels

Eine Repatriierung über kürzere Strecken, z. B. innerhalb Mitteleuropas, oder der Antransport des Patienten zum Flughafen am Aufenthaltsort bzw. der Transport vom Ankunftsflughafen zur weiterbehandelnden Klinik, erfolgt typischerweise mit

© Springer-Verlag Berlin Heidelberg 2015
R. Rossi, *Repatriierung*, essentials, DOI 10.1007/978-3-662-45182-3_8

Tab. 8.1 Abkürzungen: Medikamenten-Dosierungen

Abkürzungen	Bedeutung	Übersetzung
bd, bds, bid, bis	Bis in die	2× täglich
dc, D/C, disc	Discontinue	Absetzen
Dil	Dilute	Verdünnen
eod (=qad)	Every other day	Alle 2 Tage
od, opd	Once per day	1× täglich
Prn	Pro re nata	Bei Bedarf
qad (=eod)	Qua alternis die	Jeder 2. Tag
qd, qod	Quaque die	Täglich
qds, qid	Quater die sum	4× täglich
qh	Quaque hora	Stündlich
qqh, q4h	Quaque 4 hora	Alle 4 Stunden
sid	Senel in die	1× täglich
sos	Si opus sit	Bei Bedarf
tds, tid	Tres in die	3× täglich
tiw	Tres in „week"	3× wöchentlich

einem KTW bzw. RTW/NAW. Die Auswahl erfolgt auf Basis der medizinischen Erfordernisse bezüglich der Ausstattung des Rettungsmittels, der ggf. kontinuierlich durchzuführenden Maßnahmen, der Qualifikation des Personals und des Gesamt-Risikoprofils des Transportes bzw. Patienten. Bei arztbegleiteten Transfers wird üblicherweise ein NAW eingesetzt, wenn die Transportzeit <60 min beträgt, keine differenzierte Beatmung (z. B. $FIO_2 < 0,5$, PEEP < 10 mbar, Beatmungszeit bisher < 24 h) und keine differenzierte Kreislauftherapie erforderlich sind (≤ 1 Vasopressor/Inotropikum). Weiterhin wird er eingesetzt, wenn nur eine beschränkte medikamentöse Therapie, z. B. zur Sedierung, und nur einfache supportive Therapien wie Lagerungen notwendig sind, wie Lagerungen. Sind intensivere Maßnahmen kontinuierlich oder wahrscheinlich erforderlich, besteht die Indikation zum Einsatz eines ITW respektive ITH.

8.3 Repatriierung mittels Linienflug

Ein Vielzahl von Vorschriften, insbesondere seitens der ICAO (JAR OPS 1), der IATA und des Luftfahrtbundesamtes, regeln die Möglichkeit der Mitnahme von Erkrankten und Verletzten in regulären Verkehrsflugzeugen. Grundsätzlich ist danach der Transport von infektiösen Patienten nicht möglich. Hier sind auch weltweit gültige Mindestanforderungen an die Mitführung von Erste-Hilfe-Material in Linienflugzeugen mit >30 Passagieren und Flugzeiten >60 min bis zum nächsten Flughafen geregelt.

Ohne auf Details einzugehen, muss man (abgesehen von positiven Einzelfällen wie der Lufthansa, die regelrechte Notarztkoffer und automatische Defibrillatoren bereit hält) davon ausgehen, dass nur einfachste Hilfsmittel wie Verbandsmittel und rezeptfreie Medikamente für Alltagsbeschwerden regelmäßig vorhanden sind. Dies bedeutet, dass medizinische Flugbegleiter bei Repatriierungen mit Linienmaschinen eine geeignete Ausstattung selbst mitführen müssen.

Die Fluglinien bieten für Patienten in Zusammenarbeit mit den Flughafengesellschaften zur Erleichterung des Zugangs zum Flugzeug verschiedene Hilfestellungen für die langen, ggf. über mehrere Ebenen verteilten Wege in den Terminals bis zum Gate an. Diese bestehen darin, medizinisch geschulte Helfer bereit zu halten und vor allem Rollstühle, die z. T. auch in den Flugzeugen benutzt werden können. Diese Hilfen müssen entsprechend dem internationalen Code (der nebenstehende Übersicht zu entnehmen) bei der Buchung des Flugs mitbestellt werden, damit sie an den jeweils benötigten Orten am Abflug- und Landeflughafen bereitstehen.

Passengers with Reduced Mobility (PRM Codes) bzw.
Special Service Request (SSR)

WCHR Wheelchair ramp – Passagier kann kürzere Strecken laufen, Treppen hinauf- und hinabsteigen und sich im Flugzeug bewegen; benötigt Rollstuhl im Terminal und zum Gate

WCHS Wheelchair stairs – Passagier kann Treppen nicht hinauf- und hinabsteigen, sich aber im Flugzeug bewegen; benötigt Rollstuhl im Terminal und zum Gate

WCHP Wheelchair paralyzed – Passagier hat Behinderung der unteren Körperhälfte; benötigt Rollstuhl im Terminal, beim Ein- und Aussteigen und innerhalb des Flugzeugs (An-Bord-Rollstuhl)

WCHC Wheelchair completely immobile – Passagier ist komplett immobil; benötigt umfangreiche Hilfen vom Erreichen des Terminals bis zum Sitzplatz im Flugzeug, ggf. mit speziellem Sitz, um Treppen hinauf- und hinab zu gelangen und sich im Flugzeug zu bewegen, benötigt Rollstuhl im Terminal und zum Gate

WCH OWN	Wheelchair own – eigener Rollstuhl des Passagiers, als WCHS OWN oder WCHC OWN
WCH BD	Wheelchair Battery Dry – Rollstuhl mit Trockenbatterie
BLND	Blind – Passagier ist blind
DEAF	Deaf – Passagier ist gehörlos
DPNA	Disabled person needs assistance – Geistig behinderter Passagier, benötigt persönliche Hilfen
OXYG	Oxygen – Passagier benötigt Sauerstoff während des Flugs, Oxygen occasional/continous
BED	Beförderung auf einer Krankentrage
STRC	Stretcher – Patient muss liegend transportiert werden
PTC	Patient Transport Compartment – Einheit zum Transport unter intensivmedizinischen Bedingungen
AMBULANCE	Ambulanz am Zielort bereitzustellen
FREMEC	Frequent Medical Traveller Card – Ausweis für häufig reisende Personen, in dem z. B. chronische Erkrankungen und Medikationen erfasst werden
MEDA	Maintenance Error Decision Aid – Dokument zur Bescheinigung der Flugreisetauglichkeit (Fit to fly), er benötigt ggf. Hilfen vor und während des Flugs

8.4   Sauerstoffversorgung an Bord

In vielen Fällen einer kardialen und/oder pulmonalen Störung ist eine Sauerstoffversorgung des Patienten während des Fluges erforderlich. Auf die in Flugzeugen für die Flugbegleiter für Notfälle (plötzlicher Druckverlust) vorgehaltenen O_2-Flaschen (Flow fest eingestellt, 4 l/min) kann nicht routinemäßig zurückgegriffen werden. Für einen geplanten Patiententransport kann aber bei verschiedenen Luftverkehrsunternehmen wie Lufthansa und Air Berlin ein sog. Wenoll-System bei der Buchung des Flugs bestellt werden. Es steht dann im Flugzeug zur Verfügung, sollte aber vorher kontrolliert werden. Die Zeit von der Ankunft des Patienten im Terminal bis zur Ankunft an Bord muss mit dem Sauerstoffvorrat z. B. aus dem Ambulanzfahrzeug überbrückt werden. Das Wenoll-System besteht aus einer leichten 200-bar-Sauerstoffflasche mit einem elektronischen Demand-Ventil in einem kleinen Plastik-Köfferchen. Auf Basis des aktuellen Sauerstoffbedarfs wird anhand einer beigelegten Tabelle (Tab. 8.2) die Einstellung des Geräts vorgenommen.

Tab. 8.2 Einstellung Wenoll-System

O_2-Bedarf (l/min)	Einstellung	Einsatzzeit (h)
2	0,6	16,5
3,6	0,8	12,5
5,2	1,0	10

Über eine Nasenbrille wird der Sauerstoff dem Patienten zugeführt, wobei dieser durch seine normale Einatmung dem Gerät einen Impuls vermittelt, durch den (vorratsschonend) ein kurzer Sauerstoffflow ausgelöst wird. Hierdurch kann bis zu 16 h Sauerstoff appliziert werden. Zusätzlich enthält das Köfferchen ein Pulsoxymeter zur kontinuierlichen Überwachung des Patienten.

8.5 Medikamente und Hilfsmittel

Die persönliche Ausrüstung für eine Repatriierung in einem Linienflugzeug muss den Möglichkeiten und Grenzen der Überwachung und Behandlung „am Platz" entsprechen. Alle Geräte und Medikamente müssen im Handgepäck untergebracht werden. Dies gilt sowohl für den Patienten (mit seiner Dauermedikation) als auch für den medizinischen Begleiter (mit allen zur Bewältigung einer Notfallsituation bereitgehalten Hilfsmitteln). Beispielhaft ist in der nebenstehenden Übersicht ein Vorschlag für ein solches Notfall-Set aufgelistet.

Ausrüstung Linienflugbegleitung

- Reisepass, Impfpass, Visum, Dienstausweis, Kreditkarte, Bargeld
- Einsatzunterlagen, Protokollbogen, Stift
- Pulsoxymeter, Blutdruckmessgerät, Stethoskop, Beatmungshilfe, Thermometer, Blutzuckermessung, Einmalhandschuhe, Pflaster, Kompressen, Binden, Desinfektionsmittel
- Analgesie: z. B. Paracetamol, Ibuprofen/Diclofenac, Novaminsulfon
- Sedierung: z. B. Lorazepam, Midazolam
- Broncholyse: z. B. Fenoterol, Ipatropium, Salbutamol
- Vasodilatation: z. B. Nitroglycerin
- Magen-Darm-Trakt: z. B. Domperidon, Loperamid, MCP, N-Butylscopolamin, Glucose
- Externa: z. B. Xylometazolin, Bepanthen-Augensalbe, Desinfektionsmittel

8.6   Transport in First und Business Class

Die einfachste und für alle Beteiligten komfortabelste Art einer Rückholung eines nicht vital bedrohten Patienten ist mittels eines Linienflugs in einer bevorzugten Klasse. Diese zugleich preisgünstigste Form einer Repatriierung über weite Distanzen bietet für den Betroffenen die Möglichkeit eines bequemen Sitzes mit ausreichendem Platzangebot und ggf. (passagerer) Flachlagerung/Ruheposition (Sleeper, Leg Rest) auch für interkontinentale Transporte. Sitzt die Begleitperson unmittelbar neben dem Patienten, ermöglicht dies während des Flugs – für die übrigen Passagiere kaum wahrnehmbar – alle wichtigen Überwachungs- und Betreuungsmaßnahmen durchzuführen.

Die Zusammenarbeit mit der Cabin-Crew ist stets sehr harmonisch, insbesondere wenn die Maßnahmen im Interesse der Fluggesellschaft möglichst diskret und ohne Aufsehen in entsprechend dezenter Kleidung (keine Rettungsdienstausrüstung) und mit angemessenem Auftreten erbracht werden, ohne dass es zur Störung der anderen Passagiere kommt. Auch sollten einerseits das ärztliche Geheimnis gegenüber allen mitfliegenden Personen strikt eingehalten und andererseits jede Verunsicherung (z. B. bezüglich einer eventuellen Gefahr der Übertragung einer Krankheit) streng vermieden werden. Der repatriierende Arzt bzw. die medizinische Fachkraft sollte eine Unterstützung auch bei eventuell während des Flugs auftretenden Notfällen bei anderen Passagieren und natürlich ggf. auch bei Crewmitgliedern anbieten. In diesem Zusammenhang sei auch auf das bei der Deutschen Lufthansa etablierte System des „Arzt an Bord" hingewiesen, zu dem sich jeder häufiger mit der Gesellschaft unterwegs befindliche Mediziner via Internet anmelden kann.

8.7   Stretcher-Transport

Bei vielen Fluggesellschaften besteht die Möglichkeit, ein Tragegestell zum Transport eines liegenden Patienten einzubauen. Typischerweise werden diese Konstruktionen auf den hintersten Plätzen der Economy Class im Heck des Flugzeugs eingerichtet. Hierzu wird in mehreren Reihen die Bestuhlung vom Handling-Personal unmittelbar vor dem Boarding umgeklappt und das mitgebrachte Tragegestell montiert. Dann wird der Patient vom antransportierenden Ambulanzpersonal in das Flugzeug getragen und auf den Stretcher übergehoben. Nach Versorgung des Patienten und Freigabe durch den medizinisch verantwortlichen Begleiter erfolgt das Boarding der übrigen Passagiere.

Die begleitende medizinische Person erhält einen Sitzplatz in unmittelbarer Nähe des Patienten, von dem aus der Patient überwacht, betreut und ggf. behandelt werden kann.

Beachtet werden muss, dass zeitlich sehr enge Flugpläne bei allen Beteiligten für die Vielzahl der durchzuführenden Maßnahmen einen hohen Druck erzeugen. Maßnahmen, die nicht unmittelbar am Anfang erforderlich sind, sollten möglichst auf einen späteren Zeitpunkt zurückgestellt werden.

Die für eine Linienflugbegleitung erforderlichen Punkte sind in der nebenstehenden Checkliste zusammengefasst.

Checkliste: Patientenabholung mit Linienflug
- Patientenstatus bei Übernahme
- Bewusstseinslage, Orientierung, Kooperation
- Kurzanamnese
- Aktuelle Beschwerden, Schmerzen, Körpertemperatur
- Informationen von Seiten der anliefernden Ambulanzmitarbeiter, Komplikationen seit der Abholung
- Zielflughafen, Zielkrankenhaus
- Verlegungs-/Arztbrief, Unterlagen, Befunde
- Reisepass, Gepäck des Patienten
- Ggf. Begleitperson/en (mit Pass, Gepäck)

8.8 Langstreckenflüge

Typische Beschwerden auf langen Flügen sind Rückenschmerzen durch eine ungewohnte Sitzhaltung (auf den nur mäßig bequemen Flugzeugsitzen) und vielfältige Verspannungen der Muskulatur. Allgemeine Regeln, die der Bequemlichkeit des Patienten wie des Begleiters dienen und auch Komplikationen und Zwischenfällen vorbeugen können, sind beengende Kleidung zu lockern und Schuhe auszuziehen, da es durch verschiedene Mechanismen zur Flüssigkeitseinlagerung von stündlich bis zu 100 ml insbesondere in den Beinen und Füßen kommt. Man sollte nie mit überkreuzten Beinen sitzen (Thromboseprophylaxe, „Economy Class-Syndrom") und bei entsprechender Disposition (Varikosis, Kontrazeptiva, Adipositas) auch Stützstrümpfe tragen sowie keinen oder nur mäßig Alkohol trinken, um eine Dehydratation zu vermeiden.

Vor allem der Patient sollte möglichst regelmäßig, z. B. jede Stunde, etwas trinken, beispielsweise Wasser. Wenn es sein Zustand insgesamt erlaubt, sollte er einige Schritte umherlaufen und/oder gymnastische Beuge- und Streckübungen im Sitzen durchführen.

Bewährte Übungen sind:

- Ferse aufsetzen, Fußspitze heben und senken (10-mal mit jedem Fuß)
- Bein anheben, Fußspitze kreisen (20-mal jeder Fuß)
- Bein anheben, Oberschenkelmuskulatur anspannen (30-mal jedes Bein)
- Mit beiden Händen ein Knie umfassen, gegen die Brust ziehen (10-mal jedes Bein)
- Beine parallel stellen, gegeneinander pressen (2-mal 10-mal)
- Hand auf Oberschenkel, Schulter kreisen (10-mal jede Schulter)
- Oberkörper vorbeugen, bis beide Hände, seitlich von den Füßen, den Boden berühren (10-mal).

Ein sehr häufiges, wenn auch meist verschwiegenes Phänomen bei Personen jeden Alters und Geschlechts ist Flugangst. So sollte grundsätzlich, bei Bedarf auch eindringlicher, vor allem erkennbar ängstlichen Patienten vermittelt werden, dass das Flugzeug sicherer ist als alle anderen Verkehrsmittel. Die Wahrscheinlichkeit eines Unglücks ist bei der Arbeit oder in der Freizeit um ein Vielfaches höher als während eines Fluges. Die gesamte Crew besteht aus trainierten und erfahrenen Spezialisten, die auch kritische Situationen bewältigen können. Das Flugzeug ist zweckmäßig für die Einsatzbedingungen (z. B. Wetter) konstruiert und wird regelmäßig gewartet. Kommt es zu Angstsymptomen wie Unruhe, Tachykardie, Schwitzen, Schwindel oder Übelkeit, sollte der Betroffene ruhig (durch die Nase) einatmen, die Luft ca. drei Sekunden anhalten und dann langsam ausatmen, um eine Hyperventilation zu vermeiden.

Bei Ohrenschmerzen durch ungenügenden Druckausgleich im Mittelohr kann man Bonbons lutschen oder Kaugummi kauen, um dadurch regelmäßiges Schlucken zu bewirken, ggf. die Nase zupetzen und schlucken oder bei geschlossenem Mund fest ausblasen.

Aufgrund der Zeitverschiebung bei interkontinentalen Flügen mit Desynchronisation von eigenem Tag-Nacht-Rhythmus und aktueller Ortszeit kommt es zwangsläufig zum Jetlag mit den typischen Symptomen:

- Ermüdung,
- Konzentrationsschwäche,

- Leistungseinschränkung,
- Schlafstörungen.

Verstärkt wird dies – vor allem für den kurzfristig angereisten Flugbegleiter – durch lange Dienstzeiten und insbesondere Nachtflüge.

Vorbeugen kann man, indem man sich schon am Abend vor dem Flug auf die „neue" Zeit einstellt, also entsprechend früher oder später schlafen geht, ein leichtes, proteinreiches Abendessen einnimmt und keinen oder zumindest nur mäßig Alkohol trinkt. Schon während des Fluges sollte man auf die „neue" Zeit umschalten (Armbanduhr umstellen). Nach Ankunft am Zielort sollte man bei Westflügen, z. B. nach Nord- oder Südamerika, die Wachphase verlängern. Umgekehrt hilft es bei Ostflügen – Richtung Asien – die Wachphase zu verkürzen, also früher zu Bett zu gehen. Entsprechend kann man durch viel Bewegung an der frischen Luft das Tageslicht am Ankunftsort nutzen, um die „innere Uhr" schneller umzustellen.

Für den Patienten und ggf. auch für die Medikation des Begleiters selbst muss die Medikamenteneinnahme an jede „neue Zeit" angepasst werden.

8.9   Notfälle an Bord von Verkehrsflugzeugen

Das gültige Recht an Bord entspricht dem des Landes der Registrierung des Flugzeugs bzw. des Stammsitzes der Fluggesellschaft (Flaggenrecht). So besteht z. B. an Bord deutscher Flugzeuge, entsprechend § 323c StGB, oder an Bord US-amerikanischer Flugzeuge nach dem Good Samaritan Law, die Verpflichtung zur Hilfeleistung, soweit dies dem Helfer entsprechend den äußeren Umständen und z. B. gemäß seiner Ausbildung bzw. seiner Kenntnisse und Fertigkeiten zumutbar ist.

Umgekehrt besteht hierfür seitens der IATA-Fluggesellschaften eine Haftpflichtversicherung, die außer bei grober Fahrlässigkeit/vorsätzlicher Schädigung alle Haftpflichtansprüche des Geschädigten abdeckt.

Die vorgeschriebene minimale Notfall-Ausstattung an Bord (Emergency Medical Kit) entsprechend EASA/EU-OPS (europäische Flugzeuge) bzw. lt. FAA (US-Flugzeuge), entspricht eher einem Verbandskasten als einer medizinischen Ausrüstung. Viele Gesellschaften führen darüber hinaus vor allem rezeptfreie Präparate mit zum Einsatz durch das Kabinenpersonal.

Flugbegleiter der Lufthansa durchlaufen nach der Basisschulung während ihrer Ausbildung jährlich ein Erste-Hilfe-Training, insbesondere bezüglich CPR-Maßnahmen, Handhabung der Bordapotheke und der Notfallausstattung einschließlich der Sauerstoffeinrichtungen. Sie unterstützen auf Anfrage natürlich auch bei der Versorgung des repatriierten Patienten nach ihren Möglichkeiten.

Bei Notfällen an Bord kann sich der Flugbegleiter über festinstallierte Satelli-tentelefone (SAT-Phone) mit einem flugmedizinisch besonders erfahrenen Arzt am Boden bezüglich der Optimierung der Behandlung an Bord und/oder der Notwen-digkeit einer notfallmäßigen Zwischenlandung besprechen. Die letzte Entschei-dung erfolgt durch den Kapitän, der diese nach bestem Wissen und Gewissen und unter Abwägung medizinischer und logistischer Gesichtspunkte trifft.

Repatriierung im Ambulanzflugzeug 9

9.1 Indikation

Das aufwändigste und damit auch teuerste Transportmittel für Repatriierungen ist das Ambulanzflugzeug. Bei interkontinentalen Transfers kommen schnell hohe fünf- bis sechsstellige Beträge für Bed-to-bed-Transporte mit Ambulanzbedarf für Zu- und Ablieferung zusammen. Umgekehrt kann bei keinem Rettungsmittel ein so individueller Zuschnitt auf die Bedürfnisse des Patienten hinsichtlich der zeitlichen Gestaltung und des Ablaufs erfolgen. Ausgehend davon, dass für ein kleines Ambulanzflugzeug (zumindest tagsüber) meist leicht ein Landesplatz in unmittelbarer Nähe zum Aufenthaltsort des Patienten gefunden werden kann, entfallen lange belastende bodengebundene Antransporte. Genauso lässt sich der Transfer vom Landeplatz zur weiterversorgenden Einrichtung am Zielort meist kurz halten.

Damit besteht die Indikation für einen Transport im Ambulanzflugzeug insbesondere bei Situationen, in denen ein sehr enges Zeitfenster (Alarmstart, Notfalleinsatz) für die Durchführung der Repatriierung gegeben ist. Daneben sind es Einsätze in weiter entfernte, auch abgelegene Regionen, wo weder ein bodengebundener Transfer noch ein Linienflug in Betracht kommen.

9.2 Ausstattung

Die mobilisierbare Ausstattung des Ambulanzjets vermeidet Unsicherheiten, Behandlungslücken und Transporttraumata durch mehrmalige Wechsel von Ventilator, Infusionspumpen und des Monitorings, da alle Geräte durchgehend für alle

© Springer-Verlag Berlin Heidelberg 2015
R. Rossi, *Repatriierung*, essentials, DOI 10.1007/978-3-662-45182-3_9

Transportabschnitte am Patienten fest installiert bleiben können. Dies sind insbesondere Beatmungsgeräte vom Typ Dräger Oxylog 2000/3000 oder Hamilton T1, Defibrillator-Geräte wie Zoll X Series bzw. Lifepac 10 und Vitalparameter-Monitore z. B. Propaq LT/206 EL. Meist werden Spritzen-/Infusionspumpen wie Braun Space, MCM 404 oder Vial Program 2, Absaugpumpen Boscarol OB 1000 und Laedal LSU 4000 benutzt. Für alle müssen Ladegeräte, Anschlüsse, Kabel und Verbrauchsmaterialien zur Verfügung stehen. Als Blutgasanalysegerät kommt vom Anforderungsprofil her nur der Abbot iSTAT 200 in Betracht. Neben diesen Primärgeräten müssen zur Sicherheit insbesondere für Beatmung und Monitoring Backup-Geräte im Flugzeug mitgeführt werden.

Genauso müssen in jeder Transportphase, analog zu einem Notarzt-Einsatz, alle wichtigen Intensiv- und Notfallmedikamente bereit sein. Dies sind vor allem:

- Analgetika
- Sedativa
- Antiepileptika
- Hypnotika
- Muskelrelaxanzien
- Bronchodilatatoren
- Kortikosteroide
- H1- und H2-Blocker
- Antiarrhythmika
- Antihypertensiva
- Katecholamine
- Inotropika
- Vasodilatatoren
- Antithrombotika
- Diuretika
- Spasmolytikum
- Lokalanästhetikum
- Glucose 40 %-Ampullen
- NaCl 0,9 %-Ampullen
- Infusionslösungen inkl. Spritzen, Kanülen.

Meist wird eine Kühlbox für Epinephrin, Norepinephrin und Insulin sowie die BGA-Kartuschen mitgeführt. Zusätzlich sollten oral verabreichbare Analgetika verschiedener Wirkstoffklassen, Sedativa/Anxiolytika, Thrombozytenaggregationshemmer, ein Vasodilatator, ein Bronchospasmolytikum sowie Antiemetika verfügbar sein.

9.3 Einsatzvorbereitung

Eine Repatriierung mit einem Ambulanzflugzeug ist ein komplexer und aufwändiger Prozess, der eine systematische Planung und in allen Teilaspekten subtile Durchführung erfordert. Die Rettungskette für die Repatriierung ist in der untenstehenden Grafik dargestellt (Abb. 9.1). Sie beginnt bei der Disponierung des Personals und der beteiligten Rettungsmittel – Flugzeug, an- und abtransportierende Ambulanzfahrzeuge – der Ausstattung (vollständig? einsatzbereit?) und der Verfügbarkeit (Vorlaufzeit, rechtzeitige Ankunft am Flughafen). Oberstes Ziel muss es sein, das am aktuellen Aufenthaltsort erreichte Versorgungsniveau, insbesondere hinsichtlich der Überwachung und Sicherstellung der Vitalfunktionen (Oxygenierung, Kreislaufsituation), lückenlos zu erhalten oder, wenn möglich, sogar zu verbessern.

Besonders wichtig ist die Vorbereitung des Teams (Flightcrew, Medcrew, Ambulanzbesatzungen):

- Sind alle notwendigen Informationen über Patientenzustand und über Einsatzbedingungen (bei allen) vorhanden?
- Ist die Einsatzplanung einschließlich aller Randbedingungen für An- und Abtransport der Begleitpersonen vollständig?
- Ist jede Abklärung einschließlich der Patientenaufklärung und -einwilligung eingeholt? Stehen alle erforderlichen Geräte und Instrumente wie Monitor, Beatmungsgerät inklusive Sauerstoffvorräten und Medikamenten zur Verfügung?

Eine besondere Situation besteht für die unverzichtbar mitzuführenden Analgetika vom Typ der Opioide, die international sehr unterschiedlich gehandhabten Gesetzen und Vorschriften unterliegen. Sie müssen von einer berechtigten Person (typi-

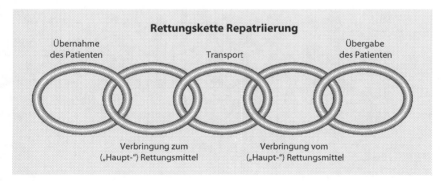

Abb. 9.1 Rettungskette Repatriierung

scherweise einem Arzt) in verschlossenen Behältern bzw. am Körper getragen werden, d. h. als Handgepäck. Im Rahmen der Security Checks fallen diese regelmäßig auf und sollten bei einer Inspektion am besten als „pain killer" deklariert werden, was bei Vorlage eines gültigen internationalen Arztausweise letztlich immer akzeptiert wird. Außerdem müssen Lagerungsmittel, Hilfsmittel, alle Dokumente, Formulare und Unterlagen bereitgehalten werden. Hierzu sollte unbedingt, analog den Piloten, die bei jedem Start ihre Checklisten laut wiederholen, auf geeignete Checklisten zurückgegriffen werden. Repatriierungen schließen immer auch Stress-Situationen mit ein, die leicht etwas vergessen lassen.

Checkliste Ambulanzflug
A. Einsatzauftrag komplett?
Patienten-Informationen komplett? Name, Vorname, Geschlecht, Geburtsdatum, Gewicht
B. Medizinische Daten aktuell?
Erkrankung/Verlegungsgrund, Verlauf/Komplikationen, aktuelle Behandlung, Vorerkrankungen/Einschränkungen
C. Organisatorische Daten vollständig?
Aufenthaltsort bzw. Treffpunkt, Zielkrankenhaus bzw. Übergabepunkt, Begleitpersonen
An- und Abtransport, Entfernung, Dauer
Aufklärung/Einwilligung
D. Flugdetails bekannt?
Flugplan, Reisedauer, Zwischenlandungen, Sea-level-Flug
E. Medizinische Ausstattung überprüft?
Sauerstoffvorrat, Beatmungs-, Überwachungsgeräte, Absauggerät, ausreichende Zahl von Infusionspumpen (inkl. Kabel, Schläuche, Leitungen, Adapter etc. vollständig, Ladezustand), Instrumente, Medikamente (inkl. Opioide), Hilfsmittel, spezielles Equipment, z. B. Lagerung, Schienung
F. Persönliche Ausstattung komplett?
Reisepass/-pässe, Impfausweis, Mobiltelefon/Laptop/Tablet, Ladegeräte/Adapter, Bargeld, Kreditkarte(n), Sommer-, warme und wetterfeste persönliche Bekleidung, Ersatz-Dienstkleidung, Sonnenbrille, Sonnenschutz, Anti-Mückenspray, Nasentropfen/-creme, Lektüre usw.

Tab. 9.1 ISOBAR – Checkliste für die Übergabe eines Patienten

I	Identify	Identifizierung: Patient und Behandelnde
S	Situation	Situation, Störung des Patienten
O	Observations	Observation: Vitalfunktionen, Gesamtzustand
B	Background	Background: Anamnese, Verlauf
A	Agreed plan	Aufgaben, geplantes Vorgehen
R	Read back	Roger? Repetieren, wiederholen, klären

9.4 Einsatzdurchführung

Die im angloamerikanischen Raum so beliebten Abkürzungen und Akronyme existieren auch im Bereich der Repatriierungsmedizin. So ist beim Royal Flying Doctor Service of Australia für alle Phasen eines Verlegungstransportes von der Planung über alle zwischenzeitlichen Übergaben bis zur Ankunft des Patienten am definitiven Behandlungsort der Begriff ISOBAR (sinngemäß: alle sind auf dem gleichen Niveau) gebräuchlich (Tab. 9.1).

Auch für den Vorgang der Übernahme und Übergabe und grundsätzlich für alle „Checks" unterwegs sowie insbesondere bei beatmeten und sonst schwerkranken Patienten sollte man sich an einem roten Faden orientieren. Hier bietet sich ein Vorgehen nach dem aus der Notfallmedizin bekannten ABCDE-Schema an.

Den Abschluss des Einsatzes bildet die Wiederherstellung der Einsatzfähigkeit mit dem Auffüllen des verbrauchten Materials und der Vorräte sowie der Reinigung des Rettungsmittels und der gebrauchten Instrumente nach Hygieneplan. Auch diese Tätigkeiten können am besten und sichersten anhand von Checklisten abgearbeitet werden.

Was Sie aus diesem Essential mitnehmen können

- Eine Repatriierung auf internationaler bzw. interkontinentaler Ebene ist ein hochgradig arbeitsteiliger Prozess, der die kontinuierliche und reibungslose Zusammenarbeit vieler Institutionen und Personen, ggf. aus verschiedenen Kulturkreisen, erfordert.
- Der sichere Transport, auch bei lebensbedrohlichen akuten Erkrankungen und Verletzungen, erfordert umfangreiche, strukturierte logistische und medizinische Vorbereitungen.
- Die systematische Bereitstellung aller notwendigen Informationen zur Anamnese und des aktuellen Patientenstatus ist Voraussetzung für die sachgerechte Abwicklung des Patiententransportes.
- Der praktische Ablauf der Überwachung und Behandlung muss lückenlos von der Übernahme in der abgebenden Einrichtung bis zur Übergabe an die weiterbehandelnde Einheit auf dem erforderlichen Versorgungsniveau erfolgen.
- Das eingesetzte Personal muss, den hohen fachlichen Anforderungen entsprechend, hervorragend ausgebildet und kontinuierlich weiter geschult werden.

© Springer-Verlag Berlin Heidelberg 2015
R. Rossi, *Repatriierung*, essentials, DOI 10.1007/978-3-662-45182-3

Weiterführende Literatur

Advanced Life Support Group: Driscoll, P., Macartney, I., Mackway-Jones, K., Metcalfe, E., & Oakley, P. (2006). *Safe transfer and retrieval of patients, the practical approach* (2. Aufl.). Malden: Blackwell. doi:10.1002/9780470757437.

ANZCA. (2013). Guidelines for transport of critically Ill patients PS 52. www.anzca.edu.au. Zugegriffen: 12. Aug. 2014.

Association of Anaesthetists of Great Britain and Ireland. (2009). Safety guideline interhospitaltransfer. www.aagbi.org/publications/guidelines/docs/interhospital09.pdf. Zugegriffen: 13. Aug. 2014.

Braun, J., Reichert, A., & Zimmer, B. (2008). Lufttransport mit Flächenflugzeugen. *Notfallmedizin up2date, 3*, 73–88. doi:10.1055/s-2008-1038355.

Cong, M. L. (2012). Aeromedical retrieval. *Australian rural doctor, 6*, 17–20.

Deutsche Interdisziplinäre Vereinigung für Intensiv- und Notfallmedizin (DIVI). (2013) Empfehlungen zur Qualifikation/Fortbildung der Ärzte bzw. des Rettungspersonals und zur Ausstattung und Durchführung von Intensivtransporten. http://www.divi.de/empfehlungen/intensivtransport/173-intensivtransport.html. Zugegriffen: 13. Aug. 2014.

Droogh, J. M., Smit, M., & Hut, J., et al. (2012). Inter-hospital transport of critically ill patients; expect surprises. *Critical Care, 16*, R26.

Ellinger, K., Genzwürker, H., Hinkelbein, J., & Lessing, P. (Hrsg.). (2009). *Intensivtransport*. Köln: Deutscher Ärzte-Verlag.

Graf, J., Stüben, U., & Pump, S. (2013). Notfälle an Bord von Verkehrsflugzeugen. *Notarzt, 29*, 243–248.

Hecker, U., & Schramm, C. (2012). *Praxis des Intensivtransports*. Berlin: Springer.

Kainz, B., Pocivalnik, M., Wildner, G., Gschanes, M., & Prause, G. (2009). Der Interhospitaltransfer. *Notfall Rettungsmed, 12*, 518–522.

Krieter, H., & Denz, C. (2008). Interhospitaltransfer. *Notfallmedizin up2date, 3*, 173–188. doi:10.1055/s-2008-1038673.

Ligtenberg, J. J. M., Arnold, L. G., Stienstra, Y., van der Werf, T. S., Meertens, J. H. J. M., Tulleken, J. E., & Zijlstra, J. G. (2005). Quality of interhospital transport of critically ill patients: A prospective audit. *Critical Care, 9*, R446–R451, 15.

Medical Advisory Committee, Adult Retrieval Victoria. (2014). Medical reference manual. Eigenverlag der Ambulance Services Victoria, Australien.

Milligan, J. E., Jones, C. N., Helm, D. R., & Munford, D. J. (2011). The principles of aeromedical retrieval of the critically ill. *Trends in Anaesthesia and Critical Care, 1,* 22–26. doi:10.1016/j.cacc.2010.07.019.

Pongratz, H. (2006). *Kompendium der Flugmedizin.* Bremen: UniMed-Verlag.

Pump, S., Stüben, U., Graf, J., Seiler, O., Günther, M., Albrecht, R., & Egerth, M. (2012). Flug- und Höhenmedizin für Anästhesisten Teil 1–4. www.thieme-connect.de/ejournals. Zugegriffen: 12. Aug. 2014.

Queensland Government, Department of Health. (2014). Guideline for inter hospital transfers. Patient Access and Flow Health Service Directive Guideline QH-HSDGDL-025-3:2014.

Stüben, U. (Hrsg.). (2008). *Taschenbuch Flugmedizin.* Berlin: Medizinisch Wissenschaftliche Verlagsgesellschaft.

Warren, J., Fromm, R. E. Jr., Orr, R. A., Rotello, L. C., Horst, H. M., & American College of Critical Care Medicine. (2004). Guidelines for the inter- and intrahospital transport of critically ill patients. *Critical Care Medicine, 32,* 256–262, 19.

Welsh Assembly Government. (2009). Welsh guidelines for the transfer of the critically ill adult. Community, Primary Care and Health Services Policy Directorate, Welsh Assembly Government, Cathays Park, Cardiff CF10 3NQ.

Wilhelm, W., & Wiegratz, A. (2011). Transport kritisch kranker Patienten. In H. Burchardi, et al. (Hrsg.), *Klinikmanual Intensivmedizin.* Berlin: Springer.